用耳朵学中医系列丛书

温病学名著

《用耳朵学中医系列丛书》编委会　编

白云出岫　朗诵

中国中医药出版社

·北　京·

图书在版编目（CIP）数据

温病学名著/《用耳朵学中医系列丛书》编委会编．—北京：中国中医药出版社，2010.2（**2016.4重印**）

（用耳朵学中医系列丛书．医典卷）

ISBN 978-7-80231-814-4

Ⅰ．①温…　Ⅱ．①用…　Ⅲ．①温病学说　Ⅳ．①R254.2

中国版本图书馆 CIP 数据核字（2009）第 218786 号

中 国 中 医 药 出 版 社 出 版

北京市朝阳区北三环东路 28 号易亨大厦 16 层

邮政编码　100013

传真　010 64405750

北京市松源印刷有限公司印刷

各地新华书店经销

*

开本 890×1240　1/64　印张 2.625　字数 60 千字

2010 年 2 月第 1 版　**2016 年 4 月第 4 次印刷**

书　号　ISBN 978-7-80231-814-4

*

定价　11.00 元（含光盘）

网址　www.cptcm.com

如有印装质量问题请与本社出版部调换

版权专有　侵权必究

社长热线　010 64405720

购书热线　010 64065415　010 64065413

书店网址　csln.net/qksd/

官方微博　http://e.weibo.com/cptcm

用耳朵学中医系列丛书
医典卷

编 委 会

分册说明

  《用耳朵学中医系列丛书》旨在给读者提供一套方便携带、易于诵读的精致小书。《温病学名著》分册，由叶天士《温热论》、薛生白《湿热病篇》、吴鞠通《温病条辨》三部分组成。其中，《湿热病篇》只取"条文"部分，略去"自注"内容；《温病条辨》主要选取原病篇、上焦篇、中焦篇、下焦篇的"条文"及"方药"部分，略去"辨析"、"注解"、"方论"等内容，并将条文序号变更为阿拉伯数字，以便于检索。特此说明。

编者
2009 年 12 月

前　言

　　"风声，雨声，读书声，声声入耳……"
　　朗读，是一种享受，也是一种美。古人称读书为"念书"，所谓念，就是要大声地读出来，要饱含情感，要抑扬顿挫，在朗读中体味语言的意境美。可是不知从何时起，看书取代了读书，成为当下中国人学习的主流方式。语言是信息的载体，文字和声音都是这个载体的重要组成部分。缺失了一者，信息就是残缺不全的。高效率的读书讲究"眼到、耳到、口到、手到、心到"，就是要尽可能全面地获得语言本身传递的信息。如今，我们只剩下了"两到"，甚至"一到"，这不能不说是一种遗憾。

　　学习中医也是如此。

我们常常苦恼于诵读《黄帝内经》、《伤寒杂病论》这些晦涩难懂的中医经典，看则不明其字义，读则不知其发音，而且愈是不会读，愈是不愿意去读，更不要谈在诵读中体味美了。可是古代学习中医往往是耳提面命、口授心传，先生边念边讲，弟子边听边背，出自师口，入之徒耳，即便当时不完全理解，然而"书读百遍，其义自现"。反复的听闻和诵读，可以通过声音不断揣摩和体会文字所携带的信息，更有助于理解文义。不仅记得牢，而且学得快。现代人学习中医，没有了师徒授受的环境，又丢失了诵读的习惯，因此难以理解经典的意思，学起来也觉得枯燥无味，这成了学习中医的一大障碍。

有没有一种方式，能够解决这个问题呢？《用耳朵学中医系列》就是这样一套丛书。

这套丛书的医典卷由白云出岫先生朗读。无论是在教室或宿舍里，还是在操场及花园中，甚至在床上和旅途中，都能边听边看，边听边读，边听边背。让磁性的声音、优美的文笔、深邃的经义交融在一起，从多角度冲击我们的大脑，撞出思想和智慧的火花，帮助我们更好地学习和理解原汁原味的中医经典。

医典卷共包含八册：《黄帝内经素问》、《灵枢经》、《难经、神农本草经》、《伤寒论》、《金匮要略方论》、《温病学名著》、《医宗金鉴心法要诀》和《精选中医歌赋》。为了保证文字的质量，本辑内容均采自精校本，且以原文为主，不加注释。为了让读者能方便携带、轻松阅读、易于背诵，采用了"开本小而字不小"的方式，以获得更为舒适的学习享受。另外，我们在每本书的篇首增加了"大医精诚"篇，希望诸位读者能借助本辑丛书，"博极医源，精勤不倦"，走"苍生大医"之道。

卫生部副部长、国家中医药管理局局长王国强教授对本丛书的编辑出版给予了指示和深切关注。各位编者付出了大量心血，白云出岫先生多次对录音进行了认真的修订，在此一并表示感谢！

由于出版此类图书是我们新的尝试，不足之处在所难免，恳请各位读者提出宝贵意见，以便我们在今后修订提高。

编者
2009 年 7 月

大医精诚

孙思邈

　　张湛曰:"夫经方之难精,由来尚已。"今病有内同而外异,亦有内异而外同,故五脏六腑之盈虚,血脉荣卫之通塞,固非耳目之所察,必先诊候以审之。而寸口关尺,有浮沉弦紧之乱;俞穴流注,有高下浅深之差;肌肤筋骨,有厚薄刚柔之异。唯用心精微者,始可与言于兹矣。今以至精至微之事,求之于至粗至浅之思,其不殆哉? 若盈而益之,虚而损之,通而彻之,塞而壅之,寒而冷之,热而温之,是重加其疾。而望其生,吾见其死矣。故医方卜筮,艺能之难精者也,既非神授,何以得其幽微? 世有愚者,读方三年,便谓天下无病可治;及治病三年,乃知天下无方可用。故学者必须博极医源，精勤不倦，不得道听途说，而言医道已了，深自误哉！

凡大医治病，必当安神定志，无欲无求，先发大慈恻隐之心，誓愿普救含灵之苦。若有疾厄来求救者，不得问其贵贱贫富，长幼妍蚩，怨亲善友，华夷愚智，普同一等，皆如至亲之想，亦不得瞻前顾后，自虑吉凶，护惜身命。见彼苦恼，若己有之，深心凄怆，勿避险巇、昼夜、寒暑、饥渴、疲劳，一心赴救，无作功夫行迹之心。如此可为苍生大医，反此则是含灵巨贼。

自古名贤治病，多用生命以济危急，虽曰贱畜贵人，至于爱命，人畜一也。损彼益己，物情同患，况于人乎！夫杀生求生，去生更远，吾今此方所以不用生命为药者，良由此也。其虻虫、水蛭之属，市有先死者，则市而用之，不在此例。只如鸡卵一物，以其混沌未分，必有大段要急之处，不得已隐忍而用之。能不用者，斯为大哲，亦所不及也。其有患疮痍、下痢，臭秽不可瞻视，人所恶见者，但发惭愧凄怜忧恤之意，不得起一念蒂芥之心，是吾之志也。

夫大医之体，欲得澄神内视，望之俨然，宽裕汪汪，不皎不昧。省病诊疾，至意深心；详察形候，纤毫勿失；处判针药，无得参差。虽曰病宜速救，要须临事不惑，唯当审谛覃思，不得于性命之上，率尔自逞俊快，邀射名誉，甚不仁矣！又到病家，纵绮罗满目，勿左右顾眄，丝竹凑耳，无得似有所娱，珍羞迭荐，食如无味，醽醁兼陈，看有若无。所以尔者，夫一人向隅，满堂不乐，而况病人苦楚，不离斯须。而医者安然欢娱，傲然自得，兹乃人神之所共耻，至人之所不为，斯盖医之本意也？

夫为医之法，不得多语调笑，谈谑喧哗，道说是非，议论人物，炫耀声名，訾毁诸医，自矜己德，偶然治差一病，则昂头戴面，而有自许之貌，谓天下无双，此医人之膏肓也。

老君曰："人行阳德，人自报之；人行阴德，鬼神报之。人行阳恶，人自报之；人行阴恶，鬼神害之。"寻此二途，阴阳报施，岂诬也哉？所以医人不得恃己所长，专心经略财物，但作救苦之心，于冥运道中，自感多福者耳。又不得以彼富贵，处以珍贵之药，令彼难求，自炫功能，谅非忠恕之道。志存救济，故亦曲碎论之，学者不可耻言之鄙俚也。

目 录

温热论

清·叶天士

一

温邪上受,首先犯肺,逆传心包。肺主气属卫,心主血属营,辨营卫气血虽与伤寒同,若论治法则与伤寒大异也。

二

盖伤寒之邪留恋在表,然后化热入里,温邪则热变最速。未传心包,邪尚在肺,肺主气,其合皮毛,故云在表。在表初用辛凉轻剂。挟风则加入薄荷、牛蒡之属,挟湿加芦根、滑石之流。或透风于热外,或渗湿于热下,不与热相搏,势必孤矣。

三

不尔，风挟温热而燥生，清窍必干，谓水主之气不能上荣，两阳相劫也。湿与温合，蒸郁而蒙蔽于上，清窍为之壅塞，浊邪害清也。其病有类伤寒，其验之之法，伤寒多有变证，温热虽久，在一经不移，以此为辨。

四

前言辛凉散风，甘淡驱湿，若病仍不解，是渐欲入营也。营分受热，则血液受劫，心神不安，夜甚无寐，或斑点隐隐，即撤去气药。如从风热陷入者，用犀角、竹叶之属；如从湿热陷入者，犀角、花露之品，参入凉血清热方中。若加烦躁，大便不通，金汁亦可加入，老年或平素有寒者，以人中黄代之，急急透斑为要。

五

若斑出热不解者，胃津亡也，主以甘寒，重则如玉女煎，轻则如梨皮、蔗浆之类。或其人肾水素亏，虽未及下焦，先自彷徨矣，必验之于舌，如甘寒之中加入咸寒，务在先安未受邪之地，恐其陷入易易耳。

六

若其邪始终在气分流连者，可冀其战汗透邪，法宜益胃，令邪与汗并，热达腠开，邪从汗出。解后胃气空虚，当肤冷一昼夜，待气还自温暖如常矣。盖战汗而解，邪退正虚，阳从汗泄，故渐肤冷，未必即成脱证。此时宜令病者，安舒静卧，以养阳气来复，旁人切勿惊惶，频频呼唤，扰其元神，使其烦躁。但诊其脉，若虚软和缓，虽倦卧不语，汗出肤冷，却非脱证；若脉急疾，躁扰不卧，肤冷汗出，便为气脱之证矣。更有邪盛正虚，不能一战而解，停一二日再战汗而愈者，不可不知。

七

再论气病有不传血分，而邪留三焦，亦如伤寒中少阳病也。彼则和解表里之半，此则分消上下之势，随证变法，如近时杏、朴、苓等类，或如温胆汤之走泄。因其仍在气分，犹可望其战汗之门户，转疟之机括。

八

大凡看法，卫之后方言气，营之后方言血。在卫汗之可也，到气才可清气，入营犹可透热转气，如犀角、玄参、羚羊角等物，入血就恐耗血动血，直须凉血散血，如生地、丹皮、阿胶、赤芍等物。否则前后不循缓急之法，虑其动手便错，反致慌张矣。

九

且吾吴湿邪害人最广，如面色白者，须要顾其阳气，湿胜则阳微也。法应清凉，然到十分之六七，即不可过于寒凉，恐成功反弃。何以故耶？湿热一去，阳亦衰微也。面色苍者，须要顾其津液，清凉到十分之六七，往往热减身寒者，不可就云虚寒而投补剂，恐炉烟虽熄，灰中有火也，须细察精详，方少少与之，慎不可直率而往也。又有酒客，里湿素盛，外邪入里，里湿为合。在阳旺之躯，胃湿恒多；在阴盛之体，脾湿亦不少，然其化热则一。热病救阴犹易，通阳最难。救阴不在血，而在津与汗；通阳不在温，而在利小便。然较之杂证，则有不同也。

十

再论三焦不得从外解，必致成里结。里结于何？在阳明胃与肠也。亦须用下法，不可以气血之分，就不可下也。但伤寒邪热在里，劫烁津液，下之宜猛；此多湿邪内搏，下之宜轻。伤寒大便溏为邪已尽，不可再下；湿温病大便溏为邪未尽，必大便硬，慎不可再攻也，以粪燥为无湿矣。

十一

再人之体，脘在腹上，其地位处于中，按之痛，或自痛，或痞胀，当用苦泄，以其入腹近也。必验之于舌：或黄或浊，可与小陷胸汤或泻心汤，随证治之；或白不燥，或黄白相兼，或灰白不渴，慎不可乱投苦泄。其中有外邪未解，里先结者，或邪郁未伸，或素属中冷者，虽有脘中痞闷，宜从开泄，宣通气滞，以达归于肺，如近俗之杏、蔻、橘、桔等，是轻苦微辛，具流动之品可耳。

十二

再前云舌黄或浊，须要有地之黄。若光滑者，乃无形湿热中有虚象，大忌前法。其脐以上为大腹，或满或胀或痛，此必邪已入里矣，表证必无，或十只存一。亦要验之于舌，或黄甚，或如沉香色，或如灰黄色，或老黄色，或中有断纹，皆当下之，如小承气汤，用槟榔、青皮、枳实、元明粉、生首乌等。若未见此等舌，不宜用此等法，恐其中有湿聚太阴为满，或寒湿错杂为痛，或气壅为胀，又当以别法治之。

十三

再黄苔不甚厚而滑者，热未伤津，犹

可清热透表；若虽薄而干者，邪虽去而津
受伤也，苦重之药当禁，宜甘寒轻剂可也。

十四

再论其热传营，舌色必绛。绛，深红
色也。初传，绛色中兼黄白色，此气分之
邪未尽也，泄卫透营，两和可也。纯绛鲜
泽者，包络受病也，宜犀角、鲜生地、连
翘、郁金、石菖蒲等。延之数日，或平素
心虚有痰，外热一陷，里络就闭，非菖蒲、
郁金等所能开，须用牛黄丸、至宝丹之类
以开其闭，恐其昏厥为痉也。

十五

再色绛而舌中心干者，乃心胃火燔，
劫烁津液，即黄连、石膏亦可加入。若烦
渴烦热，舌心干，四边色红，中心或黄或
白者，此非血分也，乃上焦气热烁津，急

用凉膈散，散其无形之热，再看其后转变可也。慎勿用血药，以滋腻难散。至舌绛望之若干，手扪之原有津液，此津亏湿热熏蒸，将成浊痰蒙蔽心包也。

十六

再有热传营血，其人素有瘀伤宿血在胸膈中，挟热而搏，其舌色必紫而暗，扪之湿，当加入散血之品，如琥珀、丹参、桃仁、丹皮等。不尔，瘀血与热为伍，阻遏正气，遂变如狂发狂之证。若紫而肿大者，乃酒毒冲心。若紫而干晦者，肾肝色泛也，难治。

十七

舌色绛而上有黏腻似苔非苔者，中挟秽浊之气，急加芳香逐之。舌绛欲伸出口，而抵齿难骤伸者，痰阻舌根，有内风也。

舌绛而光亮，胃阴亡也，急用甘凉濡润之
品。若舌绛而干燥者，火邪劫营，凉血清
火为要。舌绛而有碎点白黄者，当生疳也。
大红点者，热毒乘心也，用黄连、金汁。
其有虽绛而不鲜，干枯而痿者，肾阴涸也，
急以阿胶、鸡子黄、地黄、天冬等救之，
缓则恐涸极而无救也。

十八

其有舌独中心绛干者，此胃热心营受
灼也，当于清胃方中，加入清心之品，否
则延及于尖，为津干火盛也。舌尖绛独干，
此心火上炎，用导赤散泻其腑。

十九

再舌苔白厚而干燥者，此胃燥气伤也，
滋润药中加甘草，令甘守津还之意。舌白
而薄者，外感风寒也，当疏散之。若白干

薄者，肺津伤也，加麦冬、花露、芦根汁
等轻清之品，为上者上之也。若白苔绛底
者，湿遏热伏也，当先泄湿透热，防其就
干也，勿忧之，再从里透于外，则变润也。
初病舌就干，神不昏者，急加养正透邪之
药；若神已昏，此内匮矣，不可救药。

二十

又不拘何色，舌上生芒刺者，皆是上
焦热极也，当用青布拭冷薄荷水揩之，即
去者轻，旋即生者险矣。

二十一

舌苔不燥，自觉闷极者，属脾湿盛也。
或有伤痕血迹者，必问曾经搔挖否？不可
以有血而便为枯证，仍从湿治可也。再有
神情清爽，舌胀大不能出口者，此脾湿胃
热，郁极化风，而毒延于口也。用大黄磨

入当用剂内，则舌胀自消矣。

二十二

再舌上白苔黏腻，吐出浊厚涎沫，口必甜味也，为脾瘅病。乃湿热气聚，与谷气相搏，土有余也，盈满则上泛，当用省头草芳香辛散以逐之则退。若舌上苔如碱者，胃中宿滞挟浊秽郁伏，当急急开泄，否则闭结中焦，不能从膜原达出矣。

二十三

若舌无苔而有如烟煤隐隐者，不渴肢寒，知挟阴病。如口渴烦热，平时胃燥舌也，不可攻之。若燥者，甘寒益胃；若润者，甘温扶中。此何故？外露而里无也。

二十四

若舌黑而滑者，水来克火，为阴证，当温之。若见短缩，此肾气竭也，为难治。欲救之，加人参、五味子勉希万一。舌黑而干者，津枯火炽，急急泻南补北。若燥而中心厚焙者，土燥水竭，急以咸苦下之。

二十五

舌淡红无色者，或干而色不荣者，当是胃津伤而气无化液也，当用炙甘草汤，不可用寒凉药。

二十六

若舌白如粉而滑，四边色紫绛者，温疫病初入膜原，未归胃府，急急透解，莫待传陷而入，为险恶之病。且见此舌者，病必见凶，须要小心。

二十七

凡斑疹初见，须用纸捻照见胸背两胁。点大而在皮肤之上者为斑，或云头隐隐，或琐碎小粒者为疹，又宜见而不宜见多。按方书谓斑色红者属胃热，紫者热极，黑者胃烂，然亦必看外证所合，方可断之。

二十八

然春夏之间，湿病俱发疹为甚，且其色要辨。如淡红色，四肢清，口不甚渴，脉不洪数，非虚斑即阴斑。或胸微见数点，面赤足冷，或下利清谷，此阴盛格阳于上而见，当温之。

二十九

若斑色紫，小点者，心包热也；点大而紫，胃中热也。黑斑而光亮者，热胜毒盛，虽属不治，若其人气血充者，或依法治之，尚可救；若黑而晦者必死；若黑而隐隐，四旁赤色，火郁内伏，大用清凉透发，间有转红成可救者。若夹斑带疹，皆是邪之不一，各随其部而泄。然斑属血者恒多，疹属气者不少。斑疹皆是邪气外露之象，发出宜神情清爽，为外解里和之意；如斑疹出而昏者，正不胜邪，内陷为患，或胃津内涸之故。

三十

再有一种白痦，小粒如水晶色者，此湿热伤肺，邪虽出而气液枯也，必得甘药补之。或未至久延，伤及气液，乃湿郁卫分，汗出不彻之故，当理气分之邪。或白如枯骨者多凶，为气液竭也。

三十一

再温热之病，看舌之后亦须验齿。齿为肾之余，龈为胃之络。热邪不燥胃津必耗肾液，且二经之血皆走其地，病深动血，结瓣上。阳血者色必紫，紫如干漆；阴血者色必黄，黄如酱瓣。阳血若见，安胃为主；阴血若见，救肾为要。然豆瓣色者多险，若证还不逆者尚可治，否则难治矣。何以故耶？盖阴下竭，阳上厥也。

三十二

齿若光燥如石者，胃热甚也。若无汗恶寒，卫偏胜也，辛凉泄卫，透汗为要。若如枯骨色者，肾液枯也，为难治。若上半截润，水不上承，心火上炎也，急急清心救水，俟枯处转润为妥。

三十三

若咬牙啮齿者，湿热化风，痉病；但咬牙者，胃热气走其络也。若咬牙而脉证皆衰者，胃虚无谷以内荣，亦咬牙也。何以故耶？虚则喜实也。舌本不缩而硬，而牙关咬定难开者，此非风痰阻络，即欲作痉证，用酸物擦之即开，木来泄土故也。

三十四

若齿垢如灰糕样者，胃气无权，津亡湿浊用事，多死。而初病齿缝流清血，痛者，胃火冲激也；不痛者，龙火内燔也。齿焦无垢者，死；齿焦有垢者，肾热胃劫也，当微下之，或玉女煎清胃救肾可也。

三十五

再妇人病温与男子同，但多胎前产后，以及经水适来适断。大凡胎前病，古人皆以四物加减用之，谓护胎为要，恐来害妊，如热极用井底泥、蓝布浸冷、覆盖腹上等，皆是保护之意，但亦要看其邪之可解处。用血腻之药不灵，又当省察，不可认板法。然须步步保护胎元，恐损正邪陷也。

三十六

至于产后之法，按方书谓慎用苦寒，恐伤其已亡之阴也。然亦要辨其邪能从上中解者，稍从证用之，亦无妨也。不过勿犯下焦，且属虚体，当如虚怯人病邪而治。总之无犯实实虚虚之禁，况产后当气血沸腾之候，最多空窦，邪势必乘虚内陷，虚处受邪，为难治也。

三十七

如经水适来适断，邪将陷血室，少阳伤寒言之详悉，不必多赘。但数动与正伤寒不同，仲景立小柴胡汤，提出所陷热邪，参、枣扶胃气，以冲脉隶属阳明也，此与虚者为合治。若热邪陷入，与血相结者，当从陶氏小柴胡汤去参、枣加生地、桃仁、楂肉、丹皮或犀角等。若本经血结自甚，必少腹满痛，轻者刺期门，重者小柴胡汤去甘药加延胡、归尾、桃仁，挟寒加肉桂心，气滞者加香附、陈皮、枳壳等。然热陷血室之证，多有谵语如狂之象，防是阳明胃实，当辨之。血结者身体必重，非若阳明之轻旋便捷者。何以故耶？阴主重浊，络脉被阻，侧旁气痹，连胸背皆拘束不遂，故祛邪通络，正合其病。往往延久，上逆心包，胸中痛，即陶氏所谓血结胸也。王海藏出一桂枝红花汤加海蛤、桃仁，原是表里上下一齐尽解之理，看此方大有巧手，故录出以备学者之用。

湿热病篇

清·薛生白

一

湿热证，始恶寒，后但热不寒，汗出胸痞，舌白，口渴不引饮。

二

湿热证，恶寒无汗，身重头痛，湿在表分。宜藿香、香薷、羌活、苍术皮、薄荷、牛蒡子等味。头不痛者，去羌活。

三

湿热证，恶寒发热，身重关节疼痛，

湿在肌肉，不为汗解。宜滑石、大豆黄卷、茯苓皮、苍术皮、藿香叶、鲜荷叶、白通草、桔梗等味。不恶寒者，去苍术皮。

四

湿热证，三四日即口噤，四肢牵引拘急，甚则角弓反张，此湿热侵入经络脉隧中。宜鲜地龙、秦艽、威灵仙、滑石、苍耳子、丝瓜藤、海风藤、酒炒黄连等味。

五

湿热证，壮热口渴，舌黄或焦红，发痉，神昏谵语或笑，邪灼心包，营血已耗。宜犀角、羚羊角、连翘、生地、玄参、钩藤、银花露、鲜菖蒲、至宝丹等味。

六

湿热证，发痉，神昏笑妄，脉洪数有力。开泄不效者，湿热蕴结胸膈，宜仿凉膈散；若大便数日不通者，热邪闭结肠胃，宜仿承气微下之例。

七

湿热证，壮热烦渴，舌焦红或缩，斑疹，胸痞，自利，神昏痉厥，热邪充斥表里三焦。宜大剂犀角、羚羊角、生地、玄参、银花露、紫草、方诸水、金汁、鲜菖蒲等味。

八

湿热证，寒热如疟，湿热阻遏膜原。宜柴胡、厚朴、槟榔、草果、藿香、苍术、半夏、干菖蒲、六一散等味。

九

　　湿热证，数日后脘中微闷，知饥不食，湿邪蒙绕三焦。宜藿香叶、薄荷叶、鲜荷叶、枇杷叶、佩兰叶、芦尖、冬瓜仁等味。

十

　　湿热证，初起发热，汗出胸痞，口渴舌白，湿伏中焦。宜藿梗、蔻仁、杏仁、枳壳、桔梗、郁金、苍术、厚朴、草果、半夏、干菖蒲、佩兰叶、六一散等味。

十一

　　湿热证，数日后自利，溺赤，口渴，湿流下焦。宜滑石、猪苓、茯苓、泽泻、萆薢、通草等味。

十 二

湿热证，舌遍体白，口渴，湿滞阳明。宜用辛开，如厚朴、草果、半夏、干菖蒲等味。

十 三

湿热证，舌根白，舌尖红，湿渐化热，余湿犹滞。宜辛泄佐清热，如蔻仁、半夏、干菖蒲、大豆黄卷、连翘、绿豆衣、六一散等味。

十 四

湿热证，初起即胸闷不知人，瞀乱大叫痛，湿热阻闭中上二焦。宜草果、槟榔、鲜菖蒲、芫荽、六一散各重用，或加皂角，地浆水煎。

十五

湿热证,四五日,口大渴,胸闷欲绝,干呕不止,脉细数,舌光如镜,胃液受劫,胆火上冲。宜西瓜汁、金汁、鲜生地汁、甘蔗汁磨服郁金、木香、香附、乌药等味。

十六

湿热证,呕吐清水或痰多,湿热内留,木火上逆。宜温胆汤加瓜蒌、碧玉散等味。

十七

湿热证,呕恶不止,昼夜不瘥欲死者,肺胃不和,胃热移肺,肺不受邪也。宜用川连三四分,苏叶二三分,两味煎汤,呷下即止。

十八

湿热证，咳嗽昼夜不安，甚至喘不得眠者，暑邪入于肺络。宜葶苈、枇杷叶、六一散等味。

十九

湿热证，十余日，大势已退，唯口渴，汗出，骨节痛，余邪留滞经络。宜元米汤泡于术，隔一宿，去术煎饮。

二十

湿热证，数日后，汗出热不除，或痉，忽头痛不止者，营液大亏，厥阴风火上升。宜羚羊角、蔓荆子、钩藤、元参、生地、女贞子等味。

二十一

湿热证,胸痞发热,肌肉微疼,始终无汗者,腠理暑邪内闭。宜六一散一两,薄荷叶三四分,泡汤调下即汗解。

二十二

湿热证,按法治之,数日后,或吐下一时并至者,中气亏损,升降悖逆。宜生谷芽、莲心、扁豆、米仁、半夏、甘草、茯苓等味,甚则用理中法。

二十三

湿热证,十余日后,左关弦数,腹时痛,时圊血,肛门热痛,血液内燥,热邪传入厥阴之证。宜仿白头翁法。

二十四

湿热证，十余日后，尺脉数，下利，或咽痛，口渴心烦，下泉不足，热邪直犯少阴之证。宜仿猪肤汤凉润法。

二十五

湿热证，身冷脉细，汗泄胸痞，口渴舌白，湿中少阴之阳。宜人参、白术、附子、茯苓、益智等味。

二十六

暑月病初起，但恶寒，面黄，口不渴，神倦，四肢懒，脉沉弱，腹痛下利，湿困太阴之阳。宜仿缩脾饮，甚则大顺散、来复丹等法。

二十七

湿热证，按法治之，诸证皆退，惟目瞑则惊悸梦惕，余邪内留，胆气未舒。宜酒浸郁李仁、姜汁炒枣仁、猪胆皮等味。

二十八

湿热证，曾开泄下夺，恶候皆平，独神思不清，倦语不思食，溺数，唇齿干。胃气不输，肺气不布，元神大亏。宜人参、麦冬、石斛、木瓜、生甘草、生谷芽、鲜莲子等味。

二十九

湿热证，四五日，忽大汗出，手足冷，脉细如丝或绝，口渴，茎痛，而起坐自如，神清语亮，乃汗出过多，卫外之阳暂亡，湿热之邪仍结，一时表里不通，脉故伏，非真阳外脱也。宜五苓散去术加滑石、酒炒川连、生地、芪皮等味。

三十

湿热证，发痉神昏，独足冷阴缩，下体外受客寒。仍宜从湿热治，只用辛温之品煎汤熏洗。

三十一

湿热证，初起壮热口渴，脘闷懊侬，眼欲闭，时谵语，浊邪蒙闭上焦。宜涌泄，用枳壳、桔梗、淡豆豉、生山栀，无汗者加葛根。

三十二

湿热证，经水适来，壮热口渴，谵语

神昏，胸腹痛，或舌无苔，脉滑数，邪陷营分。宜大剂犀角、紫草、茜根、贯众、连翘、鲜菖蒲、银花露等味。

三十三

湿热证，上下失血或汗血，毒邪深入营分，走窜欲泄。宜大剂犀角、生地、赤芍、丹皮、连翘、紫草、茜根、银花等味。

三十四

湿热证，七八日，口不渴，声不出，与饮食亦不却，默默不语，神识昏迷，进辛开凉泄，芳香逐秽，俱不效，此邪入厥阴，主客浑受。宜仿吴又可三甲散，醉地鳖虫、醋炒鳖甲、土炒穿山甲、生僵蚕、柴胡、桃仁泥等味。

三十五

湿热证，口渴，苔黄起刺，脉弦缓，囊缩舌硬，谵语昏不知人，两手搐搦，津枯邪滞。宜鲜生地、芦根、生首乌、鲜稻根等味。若脉有力，大便不通，大黄亦可加入。

三十六

湿热证，发痉撮空，神昏笑妄，舌苔干黄起刺或转黑色，大便不通者，热邪闭结胃腑。宜用承气汤下之。

三十七

湿热证，壮热口渴，自汗，身重，胸痞，脉洪大而长者，此太阴之湿与阳明之热相合。宜白虎加苍术汤。

三十八

湿热证，湿热伤气，四肢困倦，精神减少，身热气高，心烦溺黄，口渴自汗，脉虚者，用东垣清暑益气汤主治。

三十九

暑月热伤元气，气短倦怠，口渴多汗，肺虚而咳者，宜人参、麦冬、五味子等味。

四十

暑月乘凉饮冷，阳气为阴寒所逼，皮肤蒸热，凛凛畏寒，头痛头重，自汗烦渴，或腹痛吐泻者，宜香薷、厚朴、扁豆等味。

四十一

湿热内滞太阴，郁久而为滞下，其证胸痞腹痛，下坠窘迫，脓血稠黏，里结后重，脉软数者，宜厚朴、黄芩、神曲、广皮、木香、槟榔、柴胡、煨葛根、银花炭、荆芥炭等味。

四十二

痢久伤阳，脉虚滑脱者，真人养脏汤加甘草、当归、白芍。

四十三

痢久伤阴，虚坐努责者，宜用熟地炭、炒当归、炒白芍、炙甘草、广皮之属。

四十四

暑湿内袭，腹痛吐利，胸痞，脉缓者，湿浊内阻太阴。宜缩脾饮。

四十五

暑月饮冷过多，寒湿内留，水谷不分，上吐下泻，肢冷脉伏者，宜大顺散。

四十六

腹痛下利，胸痞，烦躁，口渴，脉数大，按之豁然空者，宜冷香饮子。

温病条辨（精选）

清·吴鞠通

问心堂《温病条辨》自序

夫立德、立功、立言，圣贤事也。瑭何人斯，敢以自任？缘瑭十九岁时，父病年余，至于不起，瑭愧恨难名，哀痛欲绝，以为父病不知医，尚复何颜立天地间。遂购方书，伏读于苦块之余，至张长沙"外逐荣势，内忘身命"之论，因慨然弃举子业，专事方术。越四载，犹子巧官病温，初起喉痹，外科吹以冰硼散，喉遂闭，又遍延诸时医治之，大抵不越双解散、人参败毒散之外，其于温病治法，茫乎未之闻也，后至发黄而死。瑭以初学，未敢妄赞一词，然于是证，亦未得其要领。盖张长沙悲宗族之死，作《玉函经》，为后世医学之祖，奈《玉函》中之《卒病论》，亡于兵火，后世学者，无从仿效，遂至各起异说，得不偿失。又越三载，来游京师，检校《四库全书》，得明季吴又可《温疫论》，观其议论宏阔，实有发前人所未发，遂专心学步焉。细察其法，亦不免支离驳杂，大抵功过两不相掩，盖用心良苦，而学术未精也。又遍考晋唐以来诸贤议论，非不珠璧琳琅，求一美备者，盖不可得，其何以传信于来兹！瑭进与病谋，退与心谋，十阅春秋，然后有得，然未敢轻治一人。癸丑岁，都下温疫大行，诸友强起瑭治之，大抵已成坏病，幸存活数十人。其死于世俗之手者，不可胜数。呜呼！生民何辜，不死于病而死于医，是有医不若无医也，学医不精，不若不学医也。因有志采辑历代名贤著述，去其驳杂，取其精微，间附己意，以及考验，合成一书，名曰《温病条辨》，然未敢轻易落笔。又历六年，至于戊午，吾乡汪瑟庵先生促瑭曰：来岁己未湿土正化，二气中温厉大行，子盍速成是书，或者有益于民生乎！瑭愧不敏，未敢自信，恐以救人之心，获欺人之罪，转相仿效，至于无穷，罪何自赎哉！然是书不出，其得失终未可见，因不揣固陋，黾勉成章，就正海内名贤，指其疵谬，历为驳正，将万世赖之无穷期也。

淮阴吴瑭自序

原 病 篇

（1）《六元正纪大论》曰：辰戌之岁，初之气，民厉温病。卯酉之岁，二之气，厉大至，民善暴死。终之气，其病温。寅申之岁，初之气，温病乃起。丑未之岁，二之气，温厉大行，远近咸若。子午之岁，五之气，其病温。巳亥之岁，终之气，其病温厉。

（2）《阴阳应象大论》曰：喜怒不节，寒暑过度，生乃不固。故重阴必阳，重阳必阴，故曰：冬伤于寒，春必病温。

（3）《金匮真言论》曰：夫精者，身之本也。故藏于精者，春不病温。

（4）《热论篇》曰：凡病伤寒而成温者，先夏至日者为病温，后夏至日者为病暑。暑当与汗出，勿止。

（5）《刺志论》曰：气盛身寒，得之伤寒；气虚身热，得之伤暑。

（6）《生气通天论》曰：因于暑，汗，烦则喘喝，静则多言。

（7）《论疾诊尺篇》曰：尺肤热甚，脉盛躁者，病温也。其脉盛而滑者，病且出也。

（8）《热病篇》曰：热病三日，而气口静人迎躁者，取之诸阳五十九刺，以泻其热而出其汗，实其阴以补其不足者。身热甚，阴阳皆静者，勿刺也。其可刺者，急取之，不汗出则泄。所谓勿刺者，有死征也。热病七日八日，动喘而弦者，急刺之，汗且自出，浅刺手大指间。热病七日八日，脉微小，病者溲血，口中干，一日半死，脉代者，一日死。热病已得汗，而脉尚躁，喘，且复热，勿刺肤，喘甚者死。热病七日八日，脉不躁，躁不散数，后三日中有汗，三日不汗，四日死。未曾汗者，勿腠刺之。热病不知所痛，耳聋不能自收，口干，阳热甚；阴颇有寒者，热在骨髓，死不可治。热病已得汗出，而脉尚躁盛，此

阴脉之极也，死。其得汗而脉静者生。热
病者，脉尚躁盛而不得汗者，此阳脉之极
也，死。脉盛躁，得汗静者生。热病不可
刺者有九：一曰汗不出，大颧发赤，哕者
死；二曰泄而腹满甚者死；三曰目不明，
热不已者死；四曰老人婴儿，热而腹满者
死；五曰汗不出，呕，下血者死；六曰舌
本烂，热不已者死；七曰咳而衄，汗不出，
出不至足者死；八曰髓热者死；九曰热而
痉者死，腰折、瘛疭、齿噤齘也。凡此九
者，不可刺也。太阳之脉色荣颧骨，热病
也，与厥阴脉争见者，死期不过三日。少
阳之脉色荣颊前，热病也，与少阴脉争见
者，死期不过三日。

（9）《评热病论》：帝曰：有病温者，
汗出辄复热，而脉躁疾，不为汗衰，狂言
不能食，病名为何？岐伯曰：病名阴阳交，
交者死也。人所以汗出者，皆生于谷，谷
生于精。今邪气交争于骨肉而得汗者，是
邪却而精胜也；精胜则当能食而不复热。

复热者，邪气也。汗者，精气也。今汗出
而辄复热者，邪气胜也。不能食者，精无
俾也。病而留者，其寿可立而倾也。且夫
《热论》曰：汗出而脉尚躁盛者死。今脉不
与汗相应，此不胜其病也，其死明矣。狂
言者，是失志，失志者死。今见三死，不
见一生，虽愈必死也。

（10）《刺热篇》曰：肝热病者，小便
先黄，腹痛多卧，身热。热争则狂言及惊，
胁满痛，手足躁，不得安卧。庚辛甚，甲
乙大汗，气逆则庚辛日死。刺足厥阴、少
阳。其逆则头痛员员，脉引冲头也。

（11）心热病者，先不乐，数日乃热；
热争则卒心痛，烦闷善呕，头痛，面赤，
无汗；壬癸甚，丙丁大汗，气逆则壬癸死。
刺手少阴、太阳。

（12）脾热病者，先头重，颊痛，烦
心，颜青，欲呕，身热；热争则腰痛不可
用俯仰，腹满泄，两颔痛；甲乙甚，戊己
大汗，气逆则甲乙死。刺足太阴、阳明。

（13）肺热病者，先淅然厥，起毫毛，恶风寒，舌上黄，身热；热争则喘咳，痛走胸膺背，不得太息，头痛不堪，汗出而寒；丙丁甚，庚辛大汗，气逆则丙丁死。刺手太阴、阳明，出血如大豆，立已。

（14）肾热病者，先腰痛，胻酸，苦渴数饮，身热；热争则项痛而强，胻寒且酸，足下热，不欲言，其逆则项痛，员员澹澹然；戊己甚，壬癸大汗，气逆则戊己死。刺足少阴、太阳。

（15）肝热病者，左颊先赤；心热病者，颜先赤；脾热病者，鼻先赤；肺热病者，右颊先赤；肾热病者，颐先赤。病虽未发，见赤色者刺之，名曰治未病。

（16）《热论篇》：帝曰：热病已愈，时有所遗者，何也？岐伯曰：诸遗者，热甚而强食之，故有所遗也。若此者，皆病已衰而热有所藏，因其谷气相薄，两热相合，故有所遗也。帝曰：治遗奈何？岐伯曰：视其虚实，调其逆从，可使必已也。帝曰：

病热当何禁之？岐伯曰：病热少愈，食肉则复，多食则遗，此其禁也。

（17）《刺法论》：帝曰：余闻五疫之至，皆相染易，无问大小，病状相似，不施救疗，如何可得不相移易者？岐伯曰：不相染者，正气存内，邪不可干。

（18）《玉版论要》曰：病温，虚甚死。

（19）《平人气象论》曰：人一呼，脉三动；一吸，脉三动而躁，尺热，曰病温；尺不热，脉滑，曰病风；脉涩，曰痹。

上焦篇

风温 温热 温疫 温毒 冬温

（1）温病者：有风温、有温热、有温疫、有温毒、有暑温、有湿温、有秋燥、有冬温、有温疟。

（2）凡病温者，始于上焦，在手太阴。

（3）太阴之为病，脉不缓不紧而动数，或两寸独大，尺肤热，头痛，微恶风寒，身热，自汗，口渴，或不渴而咳，午后热甚者，名曰温病。

（4）太阴风温、温热、温疫、冬温，初起恶风寒者，桂枝汤主之；但热，不恶寒而渴者，辛凉平剂银翘散主之。温毒、暑温、湿温、温疟，不在此例。

桂枝汤方

桂枝六钱　芍药三钱，炒　炙甘草二钱
生姜三片　大枣二枚，去核

煎法服法，必如《伤寒论》原文而后
可。不然，不惟失桂枝汤之妙，反生他变，
病必不除。

辛凉平剂银翘散方

连翘一两　银花一两　苦桔梗六钱　薄荷
六钱　竹叶四钱　生甘草五钱　芥穗四钱　淡
豆豉五钱　牛蒡子六钱

上杵为散，每服六钱，鲜苇根汤煎，
香气大出，即取服，勿过煎。肺药取轻清，
过煎则味厚而入中焦矣。病重者，约二时
一服，日三服，夜一服；轻者，三时一服，
日二服，夜一服；病不解者，作再服。盖
肺位最高，药过重，则过病所，少用又有
病重药轻之患，故从普济消毒饮时时轻扬
法。今人亦间有用辛凉法者，多不见效，
盖病大药轻之故。一不见效，遂改弦易辙，
转去转远，即不更张，缓缓延至数日后，

必成中下焦证矣。胸膈闷者，加藿香三钱、郁金三钱，护膻中；渴甚者，加花粉；项肿咽痛者，加马勃、元参；衄者，去芥穗、豆豉，加白茅根三钱、侧柏炭三钱、栀子炭三钱；咳者，加杏仁利肺气；二三日病犹在肺，热渐入里，加细生地、麦冬保津液；再不解，或小便短者，加知母、黄芩、栀子之苦寒，与麦、地之甘寒，合化阴气，而治热淫所胜。

（5）太阴温病，恶风寒，服桂枝汤已，恶寒解，余病不解者，银翘散主之。余证悉减者，减其制。

（6）太阴风温，但咳，身不甚热，微渴者，辛凉轻剂桑菊饮主之。

辛凉轻剂桑菊饮方

杏仁二钱　连翘一钱五分　薄荷八分　桑叶二钱五分　菊花一钱　苦梗二钱　甘草八分　苇根二钱

水二杯，煮取一杯，日二服。二三日不解，气粗似喘，燥在气分者，加石膏、知母；舌绛，暮热，甚燥，邪初入营，加元参二钱、犀角一钱；在血分者，去薄荷、苇根，加麦冬、细生地、玉竹、丹皮各二钱；肺热甚，加黄芩；渴者，加花粉。

（7）太阴温病，脉浮洪，舌黄，渴甚，大汗，面赤，恶热者，辛凉重剂白虎汤主之。

辛凉重剂白虎汤方

生石膏一两，研　知母五钱　生甘草三钱白粳米一合

水八杯，煮取三杯，分温三服，病退，减后服，不知，再作服。

（8）太阴温病，脉浮大而芤，汗大出，微喘，甚至鼻孔扇者，白虎加人参汤主之。脉若散大者，急用之，倍人参。

白虎加人参汤方

即于前方内加人参三钱。

（9）白虎本为达热出表，若其人脉浮弦而细者，不可与也；脉沉者，不可与也；不渴者，不可与也；汗不出者，不可与也。

常须识此，勿令误也。

（10）太阴温病，气血两燔者，玉女煎去牛膝加元参主之。

玉女煎去牛膝熟地加细生地元参方 辛凉合甘寒法

生石膏一两　知母四钱　元参四钱　细生地六钱　麦冬六钱

水八杯，煮取三杯，分二次服。渣再煮一钟服。

（11）太阴温病，血从上溢者，犀角地黄汤合银翘散主之。有中焦病者，以中焦法治之。若吐粉红血水者，死不治。血从上溢，脉七八至以上，面反黑者，死不治。可用清络育阴法。

已用过表药者，去豆豉、芥穗、薄荷。

（12）太阴温病，口渴甚者，雪梨浆沃之。吐白沫黏滞不快者，五汁饮沃之。

雪梨浆方 甘冷法

以甜水梨大者一枚，薄切，新汲凉水内浸半日，时时频饮。

五汁饮方甘寒法

梨汁　荸荠汁　鲜苇根汁　麦冬汁　藕汁或用蔗浆

临时斟酌多少，和匀凉服。不甚喜凉者，重汤炖温服。

（13）太阴病得之二三日，舌微黄，寸脉盛，心烦懊侬，起卧不安，欲呕不得呕，无中焦证，栀子豉汤主之。

栀子豉汤方酸苦法

栀子五枚，捣碎　香豆豉六钱

水四杯，先煮栀子数沸，后内香豉，煮取二杯。先温服一杯，得吐，止后服。

（14）太阴病得之二三日，心烦不安，痰涎壅盛，胸中痞塞，欲呕者，无中焦证，瓜蒂散主之。虚者，加参芦。

瓜蒂散方酸苦法

甜瓜蒂一钱　赤小豆二钱，研　山栀子二钱

水二杯，煮取一杯，先服半杯，得吐止后服，不吐再服。虚者，加入参芦一钱五分。

（15）太阴温病，寸脉大，舌绛而干，法当渴，今反不渴者，热在营中也，清营汤去黄连主之。

（16）太阴温病，不可发汗，发汗而汗不出者，必发斑、疹；汗出过多者，必神昏谵语。发斑者，化斑汤主之。发疹者，银翘散去豆豉，加细生地、丹皮、大青叶、倍元参主之。禁升麻、柴胡、当归、防风、羌活、白芷、葛根、三春柳。神昏谵语者，清宫汤主之，牛黄丸、紫雪丹、局方至宝丹亦主之。

化斑汤方

石膏一两　知母四钱　生甘草三钱　元参三钱　犀角二钱　白粳米一合

水八杯，煮取三杯，日三服。渣再煮一钟，夜一服。

银翘散去豆豉加细生地丹皮大青叶倍元参方

即于前银翘散内去豆豉，加：

细生地四钱　大青叶三钱　丹皮三钱
元参加至一两

清宫汤方

元参心三钱　莲子心五分　竹叶卷心二钱
连翘心二钱　犀角尖二钱,磨冲　连心麦冬
三钱

加减法:热痰盛,加竹沥、梨汁各五
匙;咯痰不清,加瓜蒌皮一钱五分;热毒
盛,加金汁人中黄;渐欲神昏,加银花三
钱、荷叶二钱、石菖蒲一钱。

安宫牛黄丸方

牛黄一两　郁金一两　犀角一两　黄连一
两　朱砂一两　梅片二钱五分　麝香二钱五分
真珠五钱　山栀一两　雄黄一两　金箔衣　黄
芩一两

上为极细末,炼老蜜为丸,每丸一钱,
金箔为衣,蜡护。脉虚者人参汤下,脉实
者银花薄荷汤下,每服一丸。兼治飞尸卒
厥,五痫,中恶,大人小儿痉厥之因于热
者。大人病重体实者,日再服,甚者日三

服；小儿服半丸，不知，再服半丸。

紫雪丹方从《本事方》去黄金

滑石一斤　石膏一斤　寒水石一斤　磁石水煮二斤

捣煎去渣，入后药：

羚羊角五两　木香五两　犀角五两　沉香五两　丁香一两　升麻一斤　元参一斤　炙甘草半斤

以上八味，并捣锉，入前药汁中煎，去渣，入后药：

朴硝　硝石各二斤

提净，入前药汁中，微火煎，不住手将柳木搅，候汁欲凝，再加入后二味：

辰砂三两，研细　麝香一两二钱，研细

入煎药拌匀。合成，退火气。冷水调服一二钱。

局方至宝丹方

犀角一两，镑　朱砂一两，飞　琥珀一两，研　玳瑁一两，镑　牛黄五钱　麝香五钱

以安息重汤炖化，和诸药为丸一百丸，

蜡护。

（17）邪入心包，舌謇肢厥，牛黄丸主之，紫雪丹亦主之。

（18）温毒咽痛喉肿，耳前耳后肿，颊肿，面正赤，或喉不痛，但外肿，甚则耳聋，俗名大头温、虾蟆温者，普济消毒饮去柴胡、升麻主之。初起一二日，再去芩、连，三四日加之佳。

普济消毒饮去升麻柴胡黄芩黄连方

连翘一两　薄荷三钱　马勃四钱　牛蒡子六钱　芥穗三钱　僵蚕五钱　元参一两　银花一两　板蓝根五钱　苦梗一两　甘草五钱

上共为粗末，每服六钱，重者八钱，鲜苇根汤煎，去渣服。约二时一服，重者一时许一服。

（19）温毒外肿，水仙膏主之，并主一切痈疮。

水仙膏方

水仙花根，不拘多少，剥去老赤皮与根须，入石臼捣如膏，敷肿处，中留一孔

出热气，干则易之，以肌肤上生黍米大小
黄疮为度。

（20）温毒敷水仙膏后，皮间有小黄疮
如黍米者，不可再敷水仙膏，过敷则痛甚
而烂，三黄二香散主之。

三黄二香散方苦辛芳香法

黄连一两　黄柏一两　生大黄一两　乳香
五钱　没药五钱

上为极细末，初用细茶汁调敷，干则
易之，继则用香油调敷。

（21）温毒神昏谵语者，先与安宫牛黄
丸、紫雪丹之属，继以清宫汤。

暑　温

（22）形似伤寒，但右脉洪大而数，左
脉反小于右，口渴甚，面赤，汗大出者，
名曰暑温，在手太阴，白虎汤主之；脉芤
甚者，白虎加人参汤主之。

（23）《金匮》谓太阳中暍，发热恶寒，

身重而疼痛，其脉弦细芤迟，小便已，洒然毛耸，手足逆冷，小有劳，身即热，口开，前板齿燥。若发其汗，则恶寒甚；加温针，则发热甚；数下，则淋甚。可与东垣清暑益气汤。

清暑益气汤方 辛甘化阳、酸甘化阴复法

黄芪一钱　黄柏一钱　麦冬二钱　青皮一钱　白术一钱五分　升麻三分　当归七分　炙草一钱　神曲一钱　人参一钱　泽泻一钱　五味子八分　陈皮一钱　苍术一钱五分　葛根三分　生姜二片　大枣二枚

水五杯，煮取二杯，渣再煮一杯，分温三服。虚者得宜，实者禁用；汗不出而但热者禁用。

（24）手太阴暑温，如上条证，但汗不出者，新加香薷饮主之。

新加香薷饮方 辛温复辛凉法

香薷二钱　银花三钱　鲜扁豆花三钱　厚朴二钱　连翘二钱

水五杯，煮取二杯。先服一杯，得汗，

止后服；不汗，再服；服尽不汗，再作服。

（25）手太阴暑温，服香薷饮，微得汗，不可再服香薷饮重伤其表。暑必伤气，最令表虚，虽有余证，知在何经，以法治之。

（26）手太阴暑温，或已经发汗，或未发汗，而汗不止，烦渴而喘，脉洪大有力者，白虎汤主之；脉洪大而芤者，白虎加人参汤主之；身重者，湿也，白虎加苍术汤主之；汗多，脉散大，喘喝欲脱者，生脉散主之。

白虎加苍术汤方

即于白虎汤内加苍术三钱。

生脉散方酸甘化阴法

人参三钱　麦冬二钱，不去心　五味子一钱

水三杯，煎取八分二杯，分二次服，渣再煎服。脉不敛，再作服，以脉敛为度。

（27）手太阴暑温，发汗后，暑证悉减，但头微胀，目不了了，余邪不解者，清络饮主之。邪不解而入中下焦者，以中下法治之。

清络饮方辛凉芳香法

鲜荷叶边二钱 鲜银花二钱 西瓜翠衣二钱 鲜扁豆花一枝 丝瓜皮二钱 鲜竹叶心二钱

水二杯，煮取一杯，日二服。凡暑伤肺经气分之轻证皆可用之。

（28）手太阴暑温，但咳无痰，咳声清高者，清络饮加甘草、桔梗、甜杏仁、麦冬、知母主之。

清络饮加甘桔甜杏仁麦冬汤方

即于清络饮内，加甘草一钱、桔梗二钱、甜杏仁二钱、麦冬三钱。

（29）两太阴暑温，咳而且嗽，咳声重浊，痰多，不甚渴，渴不多饮者，小半夏加茯苓汤再加厚朴、杏仁主之。

小半夏加茯苓汤再加厚朴杏仁方辛温淡法

半夏八钱 茯苓块六钱 厚朴三钱 生姜

五钱　杏仁三钱

甘澜水八杯，煮取三杯，温服，日三。

（30）脉虚，夜寐不安，烦渴，舌赤，时有谵语，目常开不闭，或喜闭不开，暑入手厥阴也。手厥阴暑温，清营汤主之。舌白滑者，不可与也。

清营汤方咸寒苦甘法

犀角三钱　生地五钱　元参三钱　竹叶心一钱　麦冬三钱　丹参二钱　黄连一钱五分银花三钱　连翘二钱，连心用

水八杯，煮取三杯，日三服。

（31）手厥阴暑温，身热不恶寒，清神不了了，时时谵语者，安宫牛黄丸主之，紫雪丹亦主之。

（32）暑温，寒热，舌白，不渴，吐血者，名曰暑瘵，为难治，清络饮加杏仁、薏仁、滑石汤主之。

清络饮加杏仁薏仁滑石汤方

即于清络饮内加杏仁二钱、滑石末三钱、薏仁三钱，服法如前。

（33）小儿暑温，身热，卒然痉厥，名曰暑痫，清营汤主之，亦可少与紫雪丹。

（34）大人暑痫，亦同上法。热初入营，肝风内动，手足瘛疭，可于清营汤中加钩藤、丹皮、羚羊角。

伏　暑

（35）暑兼湿热，偏于暑之热者为暑温，多手太阴证而宜清；偏于暑之湿者为湿温，多足太阴证而宜温；湿热平等者两解之。各宜分晓，不可混也。

（36）长夏受暑，过夏而发者，名曰伏暑。霜未降而发者少轻，霜既降而发者则重，冬日发者尤重，子、午、丑、未之年为多也。

（37）头痛，微恶寒，面赤，烦渴，舌白，脉濡而数者，虽在冬月，犹为太阴伏暑也。

（38）太阴伏暑，舌白，口渴，无汗

者，银翘散去牛蒡、元参加杏仁、滑石
主之。

（39）太阴伏暑，舌赤，口渴，无汗
者，银翘散加生地、丹皮、赤芍、麦冬
主之。

（40）太阴伏暑，舌白，口渴，有汗，
或大汗不止者，银翘散去牛蒡子、元参、
芥穗，加杏仁、石膏、黄芩主之。脉洪大，
渴甚，汗多者，仍用白虎法；脉虚大而芤
者，仍用人参白虎法。

（41）太阴伏暑，舌赤，口渴，汗多，
加减生脉散主之。

银翘散去牛蒡子元参加杏仁滑石方

即于银翘散内去牛蒡子、元参，加杏
仁六钱、飞滑石一两。服如银翘散法。胸
闷，加郁金四钱、香豉四钱；呕而痰多，
加半夏六钱、茯苓六钱；小便短，加薏仁
八钱、白通草四钱。

银翘散加生地丹皮赤芍麦冬方

即于银翘散内加生地六钱、丹皮四钱、

赤芍四钱、麦冬六钱。服法如前。

银翘散去牛蒡子元参芥穗加杏仁石膏黄芩方

即于银翘散内去牛蒡子、元参、芥穗，加杏仁六钱、生石膏一两、黄芩五钱。服法如前。

加减生脉散方酸甘化阴法

沙参三钱　麦冬三钱　五味子一钱　丹皮二钱　细生地三钱

水五杯，煮二杯，分温再服。

（42）伏暑、暑温、湿温，证本一源，前后互参，不可偏执。

湿温　寒湿

（43）头痛恶寒，身重疼痛，舌白不渴，脉弦细而濡，面色淡黄，胸闷不饥，午后身热，状若阴虚，病难速已，名曰湿温。汗之则神昏耳聋，甚则目瞑不欲言，下之则洞泄，润之则病深不解。长夏、深秋、冬日同法，三仁汤主之。

三仁汤方

杏仁五钱　飞滑石六钱　白通草二钱　白蔻仁二钱　竹叶二钱　厚朴二钱　生薏仁六钱半夏五钱

甘澜水八碗，煮取三碗，每服一碗，日三服。

（44）湿温，邪入心包，神昏肢逆，清宫汤去莲心、麦冬，加银花、赤小豆皮，煎送至宝丹，或紫雪丹亦可。

清宫汤去莲心麦冬加银花赤小豆皮方

犀角一钱　连翘心三钱　元参心二钱　竹叶心二钱　银花二钱　赤小豆皮三钱

（45）湿温，喉阻咽痛，银翘马勃散主之。

银翘马勃散方 辛凉微苦法

连翘一两　牛蒡子六钱　银花五钱　射干三钱　马勃二钱

上杵为散，服如银翘散法。不痛，但阻甚者，加滑石六钱、桔梗五钱、苇根五钱。

（46）太阴湿温，气分痹郁而哕者，宣痹汤主之。

宣痹汤苦辛通法

枇杷叶二钱 郁金一钱五分 射干一钱 白通草一钱 香豆豉一钱五分

水五杯，煮取二杯，分二次服。

（47）太阴湿温，喘促者，千金苇茎汤加杏仁、滑石主之。

千金苇茎汤加滑石杏仁汤辛淡法

苇茎五钱 薏苡仁五钱 桃仁二钱 冬瓜仁二钱 滑石三钱 杏仁三钱

水八杯，煮取三杯，分三次服。

（48）《金匮》谓太阳中暍，身热疼痛而脉微弱，此以夏月伤冷水，水行皮中所致也，一物瓜蒂汤主之。

一物瓜蒂汤方

瓜蒂二十个

上捣碎，以逆流水八杯，煮取三杯。先服一杯，不吐再服，吐停后服。虚者，加参芦三钱。

（49）寒湿伤阳，形寒，脉缓，舌淡或白滑，不渴，经络拘束，桂枝姜附汤主之。

桂枝姜附汤苦辛热法

桂枝六钱　干姜三钱　白术三钱，生　熟附子三钱

水五杯，煮取二杯，渣再煮一杯服。

温　疟

（50）骨节疼烦，时呕，其脉如平，但热不寒，名曰温疟，白虎加桂枝汤主之。

白虎加桂枝汤方辛凉苦甘复辛温法

知母六钱　生石膏一两六钱　粳米一合桂枝木三钱　炙甘草二钱

水八碗，煮取三碗，先服一碗，得汗为度。不知再服，知后仍服一剂，中病即已。

（51）但热不寒，或微寒多热，舌干口渴，此乃阴气先伤，阳气独发，名曰瘅疟，

五汁饮主之。

加减法：此甘寒救胃阴之方也，欲清表热，则加竹叶、连翘；欲泻阳明独胜之热而保肺之化源，则加知母；欲救阴血，则加生地、元参；欲宣肺气，则加杏仁；欲行三焦开邪出路，则加滑石。

（52）舌白渴饮，咳嗽频仍，寒从背起，伏暑所致，名曰肺疟，杏仁汤主之。

杏仁汤方苦辛寒法

杏仁三钱　黄芩一钱五分　连翘一钱五分　滑石三钱　桑叶一钱五分　茯苓块三钱　白蔻皮八钱　梨皮二钱

水三杯，煮取二杯，日再服。

（53）热多昏狂，谵语烦渴，舌赤中黄，脉弱而数，名曰心疟，加减银翘散主之。兼秽，舌浊，口气重者，安宫牛黄丸主之。

加减银翘散方辛凉兼芳香法

连翘十分　银花八分　元参五分　麦冬五分，不去心　犀角五分　竹叶三分共为粗末，每服五钱，煎成去渣，点荷叶汁二三茶匙，日三服。

秋　燥

（54）秋感燥气，右脉数大，伤手太阴气分者，桑杏汤主之。

桑杏汤方辛凉法

桑叶一钱　杏仁一钱五分　沙参二钱　象贝一钱　香豉一钱　栀皮一钱　梨皮一钱

水二杯，煮取一杯，顿服之。重者再作服。

（55）感燥而咳者，桑菊饮主之。

（56）燥伤肺胃阴分，或热或咳者，沙参麦冬汤主之。

沙参麦冬汤方甘寒法

沙参三钱　玉竹二钱　生甘草一钱　冬桑叶一钱五分　麦冬三钱　生扁豆一钱五分　花粉一钱五分

水五杯，煮取二杯，日再服。久热久

咳者，加地骨皮三钱。

（57）燥气化火，清窍不利者，翘荷汤主之。

翘荷汤 辛凉法

薄荷一钱五分　连翘一钱五分　生甘草一钱　黑栀皮一钱五分　桔梗二钱　绿豆皮二钱

水二杯，煮取一杯，顿服之。日服二剂，甚者日三。

加减法：耳鸣者，加羚羊角、苦丁茶；目赤者，加鲜菊叶、苦丁茶、夏枯草；咽痛者，加牛蒡子、黄芩。

（58）诸气膹郁，诸痿喘呕之因于燥者，喻氏清燥救肺汤主之。

清燥救肺汤方 辛凉甘润法

石膏二钱五分　甘草一钱　霜桑叶三钱　人参七分　杏仁七分，泥　胡麻仁一钱，炒，研　阿胶八分　麦冬二钱，不去心　枇杷叶六分，去净毛，炙

水一碗，煮六分，频频二三次温服。痰多加贝母、瓜蒌；血枯加生地黄；热甚

加犀角、羚羊角，或加牛黄。

补秋燥胜气论

（1）秋燥之气，轻则为燥，重则为寒，化气为湿，复气为火。

（2）燥伤本脏，头微痛，恶寒，咳嗽稀痰，鼻塞，嗌塞，脉弦，无汗，杏苏散主之。

杏苏散方

苏叶　半夏　茯苓　前胡　苦桔梗　枳壳　甘草　生姜　大枣去核　橘皮　杏仁

加减法：无汗，脉弦甚或紧者，加羌活，微透汗。汗后，咳不止，去苏叶、羌活，加苏梗。兼泄泻、腹满者，加苍术、厚朴。头痛，兼眉棱骨痛者，加白芷。热甚，加黄芩，泄泻、腹满者不用。

（3）伤燥，如伤寒太阳证，有汗，不咳，不呕，不痛者，桂枝汤小和之。

（4）燥金司令，头痛，身寒热，胸胁

痛，甚则疝瘕痛者，桂枝柴胡各半汤加吴萸楝子茴香木香汤主之。

桂枝柴胡各半汤加吴萸楝子茴香木香汤方治以苦温，佐以甘辛法

桂枝　　吴茱萸　　黄芩　　柴胡　　人参
广木香　　生姜　　白芍　　大枣去核　　川楝子
小茴香　　半夏　　炙甘草

（5）燥淫传入中焦，脉短而涩，无表证，无下证，胸痛，腹胁胀痛，或呕，或泄，苦温甘辛以和之。

（6）阳明燥证，里实而坚，未从热化，下之以苦温；已从热化，下之以苦寒。

（7）燥气延入下焦，搏于血分而成癥者，无论男妇，化癥回生丹主之。

化癥回生丹方

人参六两　　安南桂二两　　两头尖二两　　麝香二两　　片子姜黄二两　　公丁香三两　　川椒炭二两　　虻虫二两　　京三棱二两　　蒲黄炭一两　　藏红花二两　　苏木三两　　桃仁三两　　苏子霜二两　　五灵脂二两　　降真香二两　　干漆二两　　当

归尾四两　没药二两　白芍四两　杏仁三两
香附米二两　吴茱萸二两　元胡索二两　水蛭
二两　阿魏二两　小茴香炭三两　川芎二两
乳香二两　良姜二两　艾炭二两　益母膏八两
熟地黄四两　鳖甲胶一斤　大黄八两

　　共为细末，以高米醋一斤半，熬浓，
晒干为末，再加醋熬，如是三次，晒干，
末之。

　　共为细末，以鳖甲、益母、大黄三胶
和匀，再加炼蜜为丸，重一钱五分，蜡皮
封护。用时温开水和，空心服；瘀甚之证，
黄酒下。

　　（8）燥气久伏下焦，不与血搏，老年
八脉空虚，不可与化癥回生丹者，复亨丹
主之。

　　复亨丹方苦温甘辛法

　　倭硫黄十分　鹿茸八分，酒炙　枸杞子六
分　人参四分　云茯苓八分　淡苁蓉八分　安
南桂四分　全当归六分，酒浸　小茴香六分，
酒浸，与当归同炒黑　川椒炭三分　萆薢六分

炙龟板四分

益母膏和为丸，小梧桐子大。每服二钱，日再服；冬日渐加至三钱，开水下。

霹雳散方

主治中燥吐泻腹痛，甚则四肢厥逆，转筋，腿痛，肢麻，起卧不安，烦躁不宁，甚则六脉全无，阴毒发斑，疝瘕等证，并一切凝寒固冷积聚。寒轻者，不可多服；寒重者，不可少服，以愈为度。非实在纯受湿、燥、寒三气阴邪者，不可服。

桂枝六两　公丁香四两　草果二两　川椒五两，炒　小茴香四两，炒　薤白四两　良姜三两　吴茱萸四两　五灵脂二两　降香五两　乌药三两　干姜三两　石菖蒲二两　防己三两　槟榔二两　荜澄茄五两　附子三两　细辛二两　青木香四两　薏仁五两　雄黄五钱

上药共为细末，开水和服。大人每服三钱，病重者五钱；小人减半。再病重者，连服数次，以痛止厥回，或泻止、筋不转为度。

中焦篇

风温 温热 温疫 温毒 冬温

（1）面目俱赤，语声重浊，呼吸俱粗，大便闭，小便涩，舌苔老黄，甚则黑有芒刺，但恶热，不恶寒，日晡益甚者，传至中焦，阳明温病也。脉浮洪躁甚者，白虎汤主之；脉沉数有力，甚则脉体反小而实者，大承气汤主之。暑温、湿温、温疟，不在此例。

大承气汤方

大黄六钱　芒硝三钱　厚朴三钱　枳实三钱

水八杯，先煮枳、朴，后内大黄、芒硝，煮取三杯。先服一杯，约二时许，得利止后服，不知，再服一杯，再不知，再服。

（2）阳明温病，脉浮而促者，减味竹叶石膏汤主之。

减味竹叶石膏汤方辛凉合甘寒法

竹叶五钱　石膏八钱　麦冬六钱　甘草三钱

水八杯，煮取三杯，一时服一杯，约三时令尽。

（3）阳明温病，诸证悉有而微，脉不浮者，小承气汤微和之。

（4）阳明温病，汗多，谵语，舌苔老黄而干者，宜小承气汤。

（5）阳明温病，无汗，小便不利，谵语者，先与牛黄丸；不大便，再与调胃承气汤。

（6）阳明温病，面目俱赤，肢厥，甚则通体皆厥，不瘛疭，但神昏，不大便七八日以外，小便赤，脉沉伏，或并脉亦厥，胸腹满坚，甚则拒按，喜凉饮者，大承气汤主之。

（7）阳明温病，纯利稀水无粪者，谓

之热结旁流，调胃承气汤主之。

（8）阳明温病，实热壅塞为哕者，下之。连声哕者，中焦；声断续，时微时甚者，属下焦。

（9）阳明温病，下利，谵语，阳明脉实，或滑疾者，小承气汤主之；脉不实者，牛黄丸主之，紫雪丹亦主之。

小承气汤方苦辛通法重剂

大黄五钱　厚朴二钱　枳实一钱

水八杯，煮取三杯，先服一杯，得宿粪，止后服，不知，再服。

调胃承气汤热淫于内，治以咸寒，佐以甘苦法

大黄三钱　芒硝五钱　生甘草二钱

（10）温病三焦俱急，大热大渴，舌燥，脉不浮而躁甚，舌色金黄，痰涎壅甚，不可单行承气者，承气合小陷胸汤主之。

承气合小陷胸汤方苦辛寒法

生大黄五钱　厚朴二钱　枳实二钱　半夏三钱　瓜蒌三钱　黄连二钱

水八杯，煮取三杯，先服一杯，不下，再服一杯，得快利，止后服，不便，再服。

（11）阳明温病，无上焦证，数日不大便，当下之。若其人阴素虚，不可行承气者，增液汤主之。服增液汤已，周十二时观之，若大便不下者，合调胃承气汤微和之。

增液汤方咸寒苦甘法

元参一两　麦冬八钱，连心　细生地八钱

水八杯，煮取三杯，口干则与饮，令尽，不便，再作服。

（12）阳明温病，下后汗出，当复其阴，益胃汤主之。

益胃汤方甘凉法

沙参三钱　麦冬五钱　冰糖一钱　细生地五钱　玉竹一钱五分，炒香

水五杯，煮取二杯，分二次服，渣再煮一杯服。

（13）下后无汗，脉浮者，银翘汤主之；脉浮洪者，白虎汤主之；脉洪而芤者，

白虎加人参汤主之。

银翘汤方 辛凉合甘寒法

银花五钱 连翘三钱 竹叶二钱 生甘草一钱 麦冬四钱 细生地四钱

（14）下后无汗，脉不浮而数，清燥汤主之。

清燥汤方 甘凉法

麦冬五钱 知母二钱 人中黄一钱五分 细生地五钱 元参三钱

水八杯，煮取三杯，分三次服。

加减法：咳嗽胶痰，加沙参三钱、桑叶一钱五分、梨汁半酒杯、牡蛎三钱、牛蒡子三钱。

（15）下后数日，热不退，或退不尽，口燥咽干，舌苔干黑，或金黄色，脉沉而有力者，护胃承气汤微和之；脉沉而弱者，增液汤主之。

护胃承气汤方 苦甘法

生大黄三钱 元参三钱 细生地三钱 丹皮二钱 知母二钱 麦冬三钱，连心水五杯，煮取二杯，先服一杯，得结粪，止后服，不便，再服。

（16）阳明温病，下后二三日，下证复现，脉不甚沉，或沉而无力，止可与增液，不可与承气。

（17）阳明温病，下之不通，其证有五：应下失下，正虚不能运药，不运药者死，新加黄龙汤主之。喘促不宁，痰涎壅滞，右寸实大，肺气不降者，宣白承气汤主之。左尺牢坚，小便赤痛，时烦渴甚，导赤承气汤主之。邪闭心包，神昏舌短，内窍不通，饮不解渴者，牛黄承气汤主之。津液不足，无水舟停者，间服增液，再不下者，增液承气汤主之。

新加黄龙汤苦甘咸法

细生地五钱　生甘草二钱　人参一钱五分，另煎　生大黄三钱　芒硝一钱　元参五钱麦冬五钱，连心　当归一钱五分　海参二条，洗姜汁六匙

水八杯，煮取三杯。先用一杯，冲参

汁五分、姜汁二匙，顿服之。如腹中有响
声，或转失气者，为欲便也；候一二时不
便，再如前法服一杯；候二十四刻不便，
再服第三杯。如服一杯，即得便，止后服，
酌服益胃汤一剂，余参或可加入。

宣白承气汤方苦辛淡法

生石膏五钱　生大黄三钱　杏仁粉二钱
瓜蒌皮一钱五分

水五杯，煮取二杯，先服一杯，不知，
再服。

导赤承气汤

赤芍三钱　细生地五钱　生大黄三钱　黄
连二钱　黄柏二钱　芒硝一钱

水五杯，煮取二杯，先服一杯，不下，
再服。

牛黄承气汤

即用前安宫牛黄丸二丸，化开，调生
大黄末三钱，先服一半，不知，再服。

增液承气汤

即于增液汤内加大黄三钱、芒硝一钱

五分。

水八杯，煮取三杯，先服一杯，不知，再服。

（18）下后虚烦不眠，心中懊憹，甚至反复颠倒，栀子豉汤主之。若少气者，加甘草；若呕者，加姜汁。

栀子豉加甘草汤

即于栀子豉汤内加甘草二钱，煎法如前。

栀子豉加姜汁方

即于栀子豉汤内加姜汁五匙。

（19）阳明温病，干呕，口苦而渴，尚未可下者，黄连黄芩汤主之。不渴而舌滑者属湿温。

黄连黄芩汤方苦寒微辛法

黄连二钱　黄芩二钱　郁金一钱五分　香豆豉二钱

水五杯，煮取二杯，分二次服。

（20）阳明温病，舌黄燥，肉色绛，不渴者，邪在血分，清营汤主之。若滑者，不可与也，当于湿温中求之。

（21）阳明斑者，化斑汤主之。

（22）阳明温病，下后疹续出者，银翘散去豆豉加细生地大青叶元参丹皮汤主之。

（23）斑疹，用升提则衄，或厥，或呛咳，或昏痉，用壅补则瞀乱。

（24）斑疹阳明证悉具，外出不快，内壅特甚者，调胃承气汤微和之，得通则已，不可令大泄，大泄则内陷。

（25）阳明温毒发痘者，如斑疹法，随其所在而攻之。

（26）阳明温毒，杨梅疮者，以上法随其所偏而调之，重加败毒，兼与利湿。

（27）阳明温病，不甚渴，腹不满，无汗，小便不利，心中懊憹者，必发黄。黄者，栀子柏皮汤主之。

栀子柏皮汤方

栀子五钱　生甘草三钱　黄柏五钱

水五杯，煮取二杯，分二次服。

（28）阳明温病，无汗，或但头汗出，

身无汗，渴欲饮水，腹满，舌燥黄，小便不利者，必发黄，茵陈蒿汤主之。

茵陈蒿汤

茵陈蒿六钱　栀子三钱　生大黄三钱

水八杯，先煮茵陈减水之半，再入二味，煮成三杯，分三次服，以小便利为度。

（29）阳明温病，无汗，实证未剧，不可下，小便不利者，甘苦合化，冬地三黄汤主之。

冬地三黄汤方 甘苦合化阴气法

麦冬八钱　黄连一钱　苇根汁半酒杯，冲元参四钱　黄柏一钱　银花露半酒杯，冲细生地四钱　黄芩一钱　生甘草三钱

水八杯，煮取三杯，分三次服，以小便得利为度。

（30）温病小便不利者，淡渗不可与也，忌五苓、八正辈。

（31）温病燥热，欲解燥者，先滋其干，不可纯用苦寒也，服之反燥甚。

（32）阳明温病，下后热退，不可即

食，食者必复。周十二时后，缓缓与食，先取清者，勿令饱，饱则必复，复必重也。

（33）阳明温病，下后脉静，身不热，舌上津回，十数日不大便，可与益胃、增液辈，断不可再与承气也。下后舌苔未尽退，口微渴，面微赤，脉微数，身微热，日浅者，亦与增液辈；日深舌微干者，属下焦复脉法也。勿轻与承气，轻与者，肺燥而咳，脾滑而泄，热反不除，渴反甚也，百日死。

（34）阳明温病，渴甚者，雪梨浆沃之。

（35）阳明温病，下后微热，舌苔不退者，薄荷末拭之。

（36）阳明温病，斑疹、温痘、温疮、温毒、发黄，神昏谵语者，安宫牛黄丸主之。

（37）风温、温热、温疫、温毒、冬温之在中焦，阳明病居多；湿温之在中焦，太阴病居多；暑温则各半也。

暑温　伏暑

（38）脉洪滑，面赤，身热，头晕，不恶寒，但恶热，舌上黄滑苔，渴欲凉饮，饮不解渴，得水则呕，按之胸下痛，小便短，大便闭者，阳明暑温，水结在胸也，小陷胸汤加枳实主之。

小陷胸加枳实汤方苦辛寒法

黄连二钱　瓜蒌三钱　枳实二钱　半夏五钱

急流水五杯，煮取二杯，分二次服。

（39）阳明暑温，脉滑数，不食，不饥，不便，浊痰凝聚，心下痞者，半夏泻心汤去人参、干姜、大枣、甘草加枳实、杏仁主之。

半夏泻心汤去干姜甘草加枳实杏仁方苦辛寒法

半夏一两　黄连二钱　黄芩三钱　枳实二钱　杏仁三钱

水八杯，煮取三杯，分三次服。虚者复内人参二钱、大枣三枚。

（40）阳明暑温，湿气已化，热结独存，口燥咽干，渴欲饮水，面目俱赤，舌燥黄，脉沉实者，小承气汤各等分下之。

（41）暑温蔓延三焦，舌滑微黄，邪在气分者，三石汤主之；邪气久留，舌绛苔少，热搏血分者，加味清宫汤主之；神识不清，热闭内窍者，先与紫雪丹，再与清宫汤。

三石汤方

飞滑石三钱　生石膏五钱　寒水石三钱
杏仁三钱　竹茹二钱，炒　银花三钱，花露更妙
金汁一酒杯，冲　白通草二钱

水五杯，煮成二杯，分二次温服。

加味清宫汤方

即于前清宫汤内加知母三钱、银花二钱、竹沥五茶匙冲入。

（42）暑温、伏暑，三焦均受，舌灰白，胸痞闷，潮热呕恶，烦渴自利，汗出

溺短者,杏仁滑石汤主之。

杏仁滑石汤方苦辛寒法

杏仁三钱　滑石三钱　黄芩二钱　橘红一钱五分　黄连一钱　郁金二钱　通草一钱　厚朴二钱　半夏三钱

水八杯,煮取三杯,分三次服。

寒　湿

(43)湿之入中焦,有寒湿,有热湿,有自表传来,有水谷内蕴,有内外相合。其中伤也,有伤脾阳,有伤脾阴,有伤胃阳,有伤胃阴,有两伤脾胃,伤脾胃之阳者十常八九,伤脾胃之阴者十居一二。彼此混淆,治不中窾,遗患无穷,临证细推,不可泛论。

(44)足太阴寒湿,痞结胸满,不饥不食,半苓汤主之。

半苓汤方此苦辛淡渗法也

半夏五钱　茯苓块五钱　川连一钱　厚朴

三钱　通草八钱，煎汤煮前药

　　水十二杯，煮通草成八杯，再入余药，煮成三杯，分三次服。

　　（45）足太阴寒湿，腹胀，小便不利，大便溏而不爽，若欲滞下者，四苓加厚朴秦皮汤主之，五苓散亦主之。

　　四苓加厚朴秦皮汤方苦温淡法

　　茅术三钱　厚朴三钱　茯苓块五钱　猪苓四钱　秦皮二钱　泽泻四钱

　　水八杯，煮成八分三杯，分三次服。

　　五苓散甘温淡法

　　猪苓一两　赤术一两　茯苓一两　泽泻一两六钱　桂枝五钱

　　共为细末，百沸汤和服三钱，日三服。

　　（46）足太阴寒湿，四肢乍冷，自利，目黄，舌白滑，甚则灰，神倦不语，邪阻脾窍，舌謇语重，四苓加木瓜草果厚朴汤主之。

　　四苓加木瓜厚朴草果汤方苦热兼酸淡法

　　生于白术三钱　猪苓一钱五分　泽泻一钱

五分　赤苓块五钱　木瓜一钱　厚朴一钱　草果八分　半夏三钱

水八杯，煮取八分三杯，分三次服，阳素虚者，加附子二钱。

（47）足太阴寒湿，舌灰滑，中焦滞痞，草果茵陈汤主之；面目俱黄，四肢常厥者，茵陈四逆汤主之。

草果茵陈汤方苦辛温法

草果一钱　茵陈三钱　茯苓皮三钱　厚朴二钱　广皮一钱五分　猪苓二钱　大腹皮二钱　泽泻一钱五分

水五杯，煮取一杯，分二次服。

茵陈四逆汤方苦辛甘热复微寒法

附子三钱，炮　干姜五钱　炙甘草二钱　茵陈六钱

水五杯，煮取二杯。温服一杯，厥回，止后服；仍厥，再服；尽剂，厥不回，再作服。

（48）足太阴寒湿，舌白滑，甚则灰，脉迟，不食，不寐，大便窒塞，浊阴凝聚，

阳伤腹痛，痛甚则肢逆，椒附白通汤主之。

椒附白通汤方

生附子三钱，炒黑　川椒二钱，炒黑　淡干姜二钱　葱白三茎　猪胆汁半烧酒杯，去渣后调入

水五杯，煮取二杯，分二次凉服。

（49）阳明寒湿，舌白腐，肛坠痛，便不爽，不喜食，附子理中汤去甘草加广皮厚朴汤主之。

附子理中汤去甘草加厚朴广皮汤方 辛甘兼苦法

生茅术三钱　人参一钱五分　炮干姜一钱五分　厚朴二钱　广皮一钱五分　生附子一钱五分，炮黑

水五杯，煮取八分二杯，分二次服。

（50）寒湿伤脾胃两阳，寒热，不饥，吞酸，形寒，或脘中痞闷，或酒客湿聚，苓姜术桂汤主之。

苓姜术桂汤方 苦辛温法

茯苓块五钱　生姜三钱　炒白术三钱　桂

枝三钱

　　水五杯，煮取八分二杯，分温再服。

　　（51）湿伤脾胃两阳，既吐且利，寒热身痛，或不寒热，但腹中痛，名曰霍乱。寒多，不欲饮水者，理中汤主之。热多，欲饮水者，五苓散主之。吐利汗出，发热恶寒，四肢拘急，手足厥冷，四逆汤主之。吐利止而身痛不休者，宜桂枝汤小和之。

　　理中汤方甘热微苦法。此方分量以及后加减法，悉照《金匮》原文，用者临时斟酌

　　人参　甘草　白术　干姜各三两

　　水八杯，煮取三杯，温服一杯，日三服。

　　加减法：若脐上筑者，肾气动也，去术，加桂四两。吐多者，去术，加生姜三两。下多者，还用术。悸者，加茯苓二两。渴欲饮水者，加术，足前成四两半。腹中痛者，加人参，足前成四两半。寒者，加干姜，足前成四两半。腹满者，去术，加附子一枚。服汤后，如食顷，饮热粥一升

许，微自汗，勿令揭衣被。

五苓散方见前

加减法：腹满者，加厚朴、广皮各一两。渴甚，面赤，脉大紧而急，搧扇不知凉，饮冰不知冷，腹痛甚，时时躁烦者，格阳也，加干姜一两五钱。

百沸汤和，每服五钱，日三服。

四逆汤方辛甘热法。分量临时斟酌

炙甘草二两　干姜一两半　生附子一枚，去皮　加人参一两

水五茶碗，煮取二碗，分二次服。

（52）霍乱兼转筋者，五苓散加防己桂枝薏仁主之；寒甚，脉紧者，再加附子。

五苓散加防己桂枝薏仁方

即于前五苓散内加防己一两，桂枝一两半，足前成二两，薏仁二两。寒甚者，加附子大者一枚。杵为细末，每服五钱，百沸汤和，日三，剧者，日三夜一，得卧则勿令服。

（53）卒中寒湿，内挟秽浊，眩冒欲

绝，腹中绞痛，脉沉紧而迟，甚则伏，欲吐不得吐，欲利不得利，甚则转筋，四肢欲厥，俗名发痧，又名干霍乱，转筋者，俗名转筋火，古方书不载，蜀椒救中汤主之，九痛丸亦可服；语乱者，先服至宝丹，再与汤药。

救中汤方苦辛通法

蜀椒三钱，炒出汗　淡干姜四钱　厚朴三钱　槟榔二钱　广皮二钱

水五杯，煮取二杯，分二次服。兼转筋者，加桂枝三钱、防己五钱、薏仁三钱。厥者，加附子二钱。

九痛丸方治九种心痛，苦辛甘热法

附子三两　生狼牙一两　人参一两　干姜一两　吴茱萸一两　巴豆一两，去皮心，熬碾如膏

蜜丸梧子大，酒下。强人初服三丸，日三服；弱者二丸。

兼治卒中恶，腹胀痛，口不能言；又治连年积冷，流注心胸痛，并冷冲上气，

落马坠车，血病等证皆主之。忌口如常法。

湿温（疟、痢、疸、痹附）

（54）湿热上焦未清，里虚内陷，神识如蒙，舌滑，脉缓，人参泻心汤加白芍主之。

人参泻心汤方苦辛寒兼甘法

人参二钱　干姜二钱　黄连一钱五分　黄芩一钱五分　枳实一钱　生白芍二钱

水五杯，煮取二杯，分二次服，渣再煮一杯服。

（55）湿热受自口鼻，由募原直走中道，不饥不食，机窍不灵，三香汤主之。

三香汤方微苦微辛微寒兼芳香法

瓜蒌皮二钱　桔梗三钱　黑山栀二钱　枳壳二钱　郁金二钱　香豉二钱　降香末三钱

水五杯，煮取二杯，分二次温服。

（56）吸受秽湿，三焦分布，热蒸头胀，身痛呕逆，小便不通，神识昏迷，舌白，渴不多饮，先宜芳香通神利窍，安宫牛黄丸，继用淡渗分消浊湿，茯苓皮汤。

茯苓皮汤淡渗兼微辛微凉法

茯苓皮五钱　生薏仁五钱　猪苓三钱　大腹皮三钱　白通草三钱　淡竹叶二钱

水八杯，煮取三杯，分三次服。

（57）阳明湿温，气壅为哕者，新制橘皮竹茹汤主之。

新制橘皮竹茹汤苦辛通降法

橘皮三钱　竹茹三钱　柿蒂七枚　姜汁三茶匙，冲

水五杯，煮取二杯，分二次温服，不知，再作服。有痰火者，加竹沥、瓜蒌霜。有瘀血者，加桃仁。

（58）三焦湿郁，升降失司，脘连腹胀，大便不爽，一加减正气散主之。

一加减正气散方

藿香梗二钱　厚朴二钱　杏仁二钱　茯苓皮二钱　广皮一钱　神曲一钱五分　麦芽一钱五分　绵茵陈二钱　大腹皮一钱

水五杯，煮二杯，再服。

（59）湿郁三焦，脘闷，便溏，身痛，舌白，脉象模糊，二加减正气散主之。

二加减正气散苦辛淡法

藿香梗三钱　广皮二钱　厚朴二钱　茯苓皮三钱　木防己三钱　大豆黄卷二钱　川通草一钱五分　薏苡仁三钱

水八杯，煮三杯，三次服。

（60）秽湿着里，舌黄脘闷，气机不宣，久则酿热，三加减正气散主之。

三加减正气散方苦辛寒法

藿香三钱，连梗叶　茯苓皮三钱　厚朴二钱　广皮一钱五分　杏仁三钱　滑石五钱

水五杯，煮二杯，再服。

（61）秽湿着里，邪阻气分，舌白滑，脉右缓，四加减正气散主之。

四加减正气散方苦辛温法

藿香梗三钱　厚朴二钱　茯苓三钱　广皮一钱五分　草果一钱　楂肉五钱，炒　神曲二钱

水五杯，煮二杯，渣再煮一杯，三

次服。

（62）秽湿着里，脘闷，便泄，五加减正气散主之。

五加减正气散苦辛温法

藿香梗二钱　广皮一钱五分　茯苓块三钱厚朴二钱　大腹皮一钱五分　谷芽一钱　苍术二钱

水五杯，煮二杯，日再服。

（63）脉缓，身痛，舌淡黄而滑，渴不多饮，或竟不渴，汗出热解，继而复热，内不能运水谷之湿，外复感时令之湿，发表攻里，两不可施，误认伤寒，必转坏证，徒清热则湿不退，徒祛湿则热愈炽，黄芩滑石汤主之。

黄芩滑石汤方苦辛寒法

黄芩三钱　滑石三钱　茯苓皮三钱　大腹皮二钱　白蔻仁一钱　通草一钱　猪苓三钱

水六杯，煮取二杯，渣再煮一杯，分温三服。

（64）阳明湿温，呕而不渴者，小半夏

加茯苓汤主之；呕甚而痞者，半夏泻心汤去人参、干姜、大枣、甘草加枳实、生姜主之。

小半夏加茯苓汤

半夏六钱　茯苓六钱　生姜四钱

水五杯，煮取二杯，分二次服。

半夏泻心汤去人参干姜甘草大枣加枳实生姜方

半夏六钱　黄连二钱　黄芩三钱　枳实三钱　生姜三钱

水八杯，煮取三杯，分三次服。虚者，复内人参、大枣。

（65）湿聚热蒸，蕴于经络，寒战热炽，骨骱烦疼，舌色灰滞，面目萎黄，病名湿痹，宣痹汤主之。

宣痹汤方苦辛通法

防己五钱　杏仁五钱　滑石五钱　连翘三钱　山栀三钱　薏苡五钱　半夏三钱，醋炒晚蚕沙三钱　赤小豆皮三钱

水八杯，煮取三杯，分温三服。痛甚，

加片子姜黄二钱，海桐皮三钱。

（66）湿郁经脉，身热身痛，汗多自利，胸腹白疹，内外合邪，纯辛走表，纯苦清热，皆在所忌，辛凉淡法，薏苡竹叶散主之。

薏苡竹叶散方辛凉淡法，亦轻以去实法

薏苡五钱　竹叶三钱　飞滑石五钱　白蔻仁一钱五分　连翘三钱　茯苓块五钱　白通草一钱五分

共为细末，每服五钱，日三服。

（67）风暑寒湿，杂感混淆，气不主宣，咳嗽，头胀，不饥，舌白，肢体若废，杏仁薏苡汤主之。

杏仁薏苡汤苦辛温法

杏仁三钱　薏苡三钱　桂枝五分　生姜七分　厚朴一钱　半夏一钱五分　防己一钱五分　白蒺藜二钱

水五杯，煮三杯，渣再煮一杯，分温三服。

（68）暑湿痹者，加减木防己汤主之。

加减木防己汤 辛温辛凉复法

防己六钱　桂枝三钱　石膏六钱　杏仁四钱　滑石四钱　白通草二钱　薏仁三钱

水八杯，煮取三杯，分温三服。见小效不即退者，加重服，日三夜一。

（69）湿热不解，久酿成疸，古有成法，不及备载，聊列数则，以备规矩。

（70）夏秋疸病，湿热气蒸，外干时令，内蕴水谷，必以宣通气分为要，失治则为肿胀。由黄疸而肿胀者，苦辛淡法，二金汤主之。

二金汤方 苦辛淡法

鸡内金五钱　海金沙五钱　厚朴三钱　大腹皮三钱　猪苓三钱　白通草二钱

水八杯，煮取三杯，分三次温服。

（71）诸黄疸小便短者，茵陈五苓散主之。

茵陈五苓散 五苓散方见前。五苓散系苦辛温法，今茵陈倍五苓，乃苦辛微寒法

茵陈末十分　五苓散五分

共为细末，和匀，每服三钱，日三服。

（72）黄疸脉沉，中痞恶心，便结溺赤，病属三焦里证，杏仁石膏汤主之。

杏仁石膏汤方苦辛寒法

杏仁五钱　石膏八钱　半夏五钱　山栀三钱　黄柏三钱　枳实汁每次三茶匙，冲　姜汁每次三茶匙，冲

水八杯，煮取三杯，分三次温服。

（73）素积劳倦，再感湿温，误用发表，身面俱黄，不饥，溺赤，连翘赤豆饮煎送保和丸。

连翘赤豆饮方苦辛微寒法

连翘二钱　山栀一钱　通草一钱　赤豆二钱　花粉一钱　香豆豉一钱

煎送保和丸三钱

保和丸方苦辛温平法

山楂　神曲　茯苓　陈皮　莱菔子连翘　半夏

（74）湿甚为热，疟邪痞结心下，舌白口渴，烦躁自利，初身痛，继则心下亦痛，

泻心汤主之。

（75）疮家湿疟，忌用发散，苍术白虎汤加草果主之。

苍术白虎汤加草果方辛凉复苦温法

即前白虎汤内加苍术、草果。

（76）背寒，胸中痞结，疟来日晏，邪渐入阴，草果知母汤主之。

草果知母汤方苦辛寒兼酸法

草果一钱五分　知母二钱　半夏三钱　厚朴二钱　黄芩一钱五分　乌梅一钱五分　花粉一钱五分　姜汁五匙，冲

水五杯，煮取二杯，分二次温服。

（77）疟伤胃阳，气逆不降，热劫胃液，不饥不饱，不食不便，渴不欲饮，味变酸浊，加减人参泻心汤主之。

加减人参泻心汤苦辛温复咸寒法

人参二钱　黄连一钱五分　枳实一钱　干姜一钱五分　生姜二钱　牡蛎二钱

水五杯，煮取二杯，分二次温服。

（78）疟伤胃阴，不饥不饱，不便，潮

热，得食则烦热愈加，津液不复者，麦冬麻仁汤主之。

麦冬麻仁汤方酸甘化阴法

麦冬五钱，连心　火麻仁四钱　生白芍四钱　何首乌三钱　乌梅肉二钱　知母二钱

水八杯，煮取三杯，分三次温服。

（79）太阴脾疟，寒起四末，不渴多呕，热聚心胸，黄连白芍汤主之。烦躁甚者，可另服牛黄丸一丸。

黄连白芍汤方苦辛寒法

黄连二钱　黄芩二钱　半夏三钱　枳实一钱五分　白芍三钱　姜汁五匙，冲

水八杯，煮取三杯，分三次温服。

（80）太阴脾疟，脉濡，寒热，疟来日迟，腹微满，四肢不暖，露姜饮主之。

露姜饮方甘温复甘凉法

人参一钱　生姜一钱

水二杯半，煮取一杯，露一宿，重汤温服。

（81）太阴脾疟，脉弦而缓，寒战，甚

则呕吐、噫气，腹鸣溏泄。苦辛寒法，不中与也；苦辛温法，加味露姜饮主之。

加味露姜饮方苦辛温法

人参一钱　半夏二钱　草果一钱　生姜二钱　广皮一钱　青皮一钱，醋炒

水二杯半，煮成一杯，滴荷叶露三匙温服，渣再煮一杯服。

（82）中焦疟，寒热久不止，气虚留邪，补中益气汤主之。

补中益气汤方

炙黄芪一钱五分　人参一钱　炙甘草一钱　白术一钱，炒　广皮五分　当归五分　升麻三分，炙　柴胡三分，炙　生姜三片　大枣二枚，去核

水五杯，煮取二杯，渣再煮一杯，分温三服。

（83）脉左弦，暮热早凉，汗解渴饮，少阳疟偏于热重者，青蒿鳖甲汤主之。

青蒿鳖甲汤方苦辛咸寒法

青蒿三钱　知母二钱　桑叶二钱　鳖甲五

钱 丹皮二钱 花粉二钱

水五杯,煮取二杯,疟来前分二次温服。

(84)少阳疟如伤寒证者,小柴胡汤主之。渴甚者,去半夏,加栝楼根。脉弦迟者,小柴胡加干姜陈皮汤主之。

小柴胡汤方苦辛甘温法

柴胡三钱 黄芩一钱五分 半夏二钱 人参一钱 炙甘草一钱五分 生姜三片 大枣二枚,去核

水五杯,煮取二杯,分二次温服。加减如《伤寒论》中法。渴甚者,去半夏,加栝楼根三钱。

小柴胡加干姜陈皮汤方苦辛温法

即于小柴胡汤内,加干姜二钱、陈皮二钱。

水八杯,煮取三杯,分三次温服。

(85)舌白脘闷,寒起四末,渴喜热饮,湿蕴之故,名曰湿疟,厚朴草果汤主之。

厚朴草果汤方苦辛温法

厚朴一钱五分　杏仁一钱五分　草果一钱
半夏二钱　茯苓块三钱　广皮一钱

水五杯，煮取二杯，分二次温服。

（86）湿温内蕴，夹杂饮食停滞，气不
得运，血不得行，遂成滞下，俗名痢疾，
古称重证，以其深入脏腑也。初起腹痛胀
者易治，日久不痛并不胀者难治。脉小弱
者易治，脉实大数者难治。老年久衰，实
大、小弱并难治，脉调和者易治。日数十
行者易治，一二行或有或无者难治。面色
便色鲜明者易治，秽暗者难治。噤口痢属
实者尚可治，属虚者难治。先滞后利者易
治，先利后滞者难治。先滞后疟者易治，
先疟后滞者难治。本年新受者易治，上年
伏暑，酒客积热，老年阳虚积湿者难治。
季胁少腹无动气疝瘕者易治，有者难治。

（87）自利不爽，欲作滞下，腹中拘
急，小便短者，四苓合芩芍汤主之。

四苓合芩芍汤方苦辛寒法

苍术二钱 猪苓二钱 茯苓二钱 泽泻二钱 白芍二钱 黄芩二钱 广皮一钱五分 厚朴二钱 木香一钱

水五杯，煮取二杯，分二次温服，久痢不在用之。

（88）暑湿风寒杂感，寒热迭作，表证正盛，里证复急，腹不和而滞下者，活人败毒散主之。

活人败毒散辛甘温法

羌活 独活 茯苓 川芎 枳壳 柴胡 人参 前胡 桔梗以上各一两 甘草五钱

共为细末，每服二钱，水一杯，生姜三片，煎至七分，顿服之。热毒冲胃噤口者，本方加陈仓米各等分，名仓廪散，服法如前，加一倍。噤口属虚者勿用之。

（89）滞下已成，腹胀痛，加减芩芍汤主之。

加减芩芍汤方苦辛寒法

白芍三钱 黄芩二钱 黄连一钱五分 厚

朴二钱　木香一钱，煨　广皮二钱

水八杯，煮取三杯，分三次温服。忌油腻、生冷。

加减法：肛坠者，加槟榔二钱。腹痛甚欲便，便后痛减，再痛再便者，白滞加附子一钱五分，酒炒大黄三钱；红滞加肉桂一钱五分，酒炒大黄三钱，通爽后即止，不可频下。如积未净，当减其制。红积加归尾一钱五分，红花一钱，桃仁二钱。舌浊脉实有食积者，加楂肉一钱五分，神曲二钱，枳壳一钱五分。湿重者，目黄舌白不渴，加茵陈三钱，白通草一钱，滑石一钱。

（90）滞下，湿热内蕴，中焦痞结，神识昏乱，泻心汤主之。

（91）滞下红白，舌色灰黄，渴不多饮，小溲不利，滑石藿香汤主之。

滑石藿香汤方 辛淡合芳香法

飞滑石三钱　白通草一钱　猪苓二钱　茯苓皮三钱　藿香梗二钱　厚朴二钱　白蔻仁一

钱　广皮一钱

水五杯，煮取二杯，分二次服。

（92）湿温下利，脱肛，五苓散加寒水石主之。

五苓散加寒水石方辛温淡复寒法

即于五苓散内加寒水石三钱，如服五苓散法，久痢不在用之。

（93）久痢阳明不阖，人参石脂汤主之。

人参石脂汤方辛甘温合涩法，即桃花汤之变法也

人参三钱　赤石脂三钱，细末　炮姜二钱　白粳米一合，炒

水五杯，先煮人参、白米、炮姜，令浓，得二杯，后调石脂细末，和匀，分二次服。

（94）自利，腹满，小便清长，脉濡而小，病在太阴，法当温脏，勿事通腑，加减附子理中汤主之。

加减附子理中汤方苦辛温法

白术三钱　附子二钱　干姜二钱　茯苓三钱　厚朴二钱

水五杯，煮取二杯，分二次温服。

（95）自利不渴者，属太阴，甚则哕，冲气逆，急救土败，附子粳米汤主之。

附子粳米汤方苦辛热法

人参三钱　附子二钱　炙甘草二钱　粳米一合　干姜二钱

水五杯，煮取二杯，渣再煮一杯，分三次温服。

（96）疟邪热气，内陷变痢，久延时日，脾胃气衰，面浮腹膨，里急肛坠，中虚伏邪，加减小柴胡汤主之。

加减小柴胡汤苦辛温法

柴胡三钱　黄芩二钱　人参一钱　丹皮一钱　白芍二钱，炒　当归一钱五分，土炒　谷芽一钱五分　山楂一钱五分，炒

水八杯，煮取三杯，分三次温服。

（97）春温内陷下痢，最易厥脱，加减

黄连阿胶汤主之。

加减黄连阿胶汤甘寒苦寒合化阴气法

黄连三钱 阿胶三钱 黄芩二钱 炒生地四钱 生白芍五钱 炙甘草一钱五分

水八杯，煮取三杯，分三次温服。

（98）气虚下陷，门户不藏，加减补中益气汤主之。

加减补中益气汤甘温法

人参二钱 黄芪二钱 广皮一钱 炙甘草一钱 归身二钱 炒白芍三钱 防风五分 升麻三分

水八杯，煮取三杯，分三次温服。

（99）内虚下陷，热利下重，腹痛，脉左小右大，加味白头翁汤主之。

加味白头翁汤苦寒法

白头翁三钱 秦皮二钱 黄连二钱 黄柏二钱 白芍二钱 黄芩三钱

水八杯，煮取三杯，分三次服。

秋　燥

（100）燥伤胃阴，五汁饮主之，玉竹麦门冬汤亦主之。

玉竹麦门冬汤甘寒法

玉竹三钱　麦冬三钱　沙参二钱　生甘草一钱

水五杯，煮取二杯，分二次服。土虚者，加生扁豆；气虚者，加人参。

（101）胃液干燥，外感已净者，牛乳饮主之。

牛乳饮甘寒法

牛乳一杯

重汤炖熟，顿服之；甚者，日再服。

（102）燥证气血两燔者，玉女煎主之。

下焦篇

风温　温热　温疫　温毒　冬温

（1）风温、温热、温疫、温毒、冬温、邪在阳明久羁，或已下，或未下，身热面赤，口干舌燥，甚则齿黑唇裂，脉沉实者，仍可下之；脉虚大，手足心热甚于手足背者，加减复脉汤主之。

（2）温病误表，津液被劫，心中震震，舌强神昏，宜复脉法复其津液，舌上津回则生，汗自出，中无所主者，救逆汤主之。

（3）温病耳聋，病系少阴，与柴胡汤者必死，六七日以后，宜复脉辈复其精。

（4）劳倦内伤，复感温病，六七日以外不解者，宜复脉法。

（5）温病已汗而不得汗，已下而热不退，六七日以外，脉尚躁盛者，重与复脉汤。

（6）温病误用升散，脉结代，甚则脉两至者，重与复脉，虽有他证，后治之。

（7）汗下后，口燥咽干，神倦欲眠，舌赤苔老，与复脉汤。

（8）热邪深入，或在少阴，或在厥阴，均宜复脉。

加减复脉汤方甘润存津法

炙甘草六钱　干地黄六钱　生白芍六钱麦冬五钱，不去心　阿胶三钱　麻仁三钱

水八杯，煮取八分三杯，分三次服。剧者加甘草至一两，地黄、白芍八钱，麦冬七钱，日三夜一服。

救逆汤方镇摄法

即于加减复脉汤内，去麻仁，加生龙骨四钱，生牡蛎八钱，煎如复脉法。脉虚大欲散者，加人参二钱。

（9）下后大便溏甚，周十二时三四行，脉仍数者，未可与复脉汤，一甲煎主之。服一二日，大便不溏者，可与一甲复脉汤。

一甲煎咸寒兼涩法

生牡蛎二两，碾细

水八杯，煮取三杯，分温三服。

一甲复脉汤方

即于加减复脉汤内，去麻仁，加牡蛎一两。

（10）下焦温病，但大便溏者，即与一甲复脉汤。

（11）少阴温病，真阴欲竭，壮火复炽，心中烦，不得卧者，黄连阿胶汤主之。

黄连阿胶汤方苦甘咸寒法

黄连四钱　黄芩一钱　阿胶三钱　白芍一钱　鸡子黄二枚

水八杯，先煮三物，取三杯，去滓，内胶烊尽，再内鸡子黄，搅令相得，日三服。

（12）夜热早凉，热退无汗，热自阴来者，青蒿鳖甲汤主之。

青蒿鳖甲汤方辛凉合甘寒法

青蒿二钱　鳖甲五钱　细生地四钱　知母

二钱　丹皮三钱

水五杯，煮取二杯，日再服。

（13）热邪深入下焦，脉沉数，舌干齿黑，手指但觉蠕动，急防痉厥，二甲复脉汤主之。

二甲复脉汤方咸寒甘润法

即于加减复脉汤内，加生牡蛎五钱、生鳖甲八钱。

（14）下焦温病，热深厥甚，脉细促，心中憺憺大动，甚则心中痛者，三甲复脉汤主之。

三甲复脉汤方同二甲汤法

即于二甲复脉汤内，加生龟板一两。

（15）既厥且哕，脉细而劲，小定风珠主之。

小定风珠方甘寒咸法

鸡子黄一枚，生用　真阿胶二钱　生龟板六钱　童便一杯　淡菜三钱

水五杯，先煮龟板、淡菜得二杯，去滓，入阿胶，上火烊化，内鸡子黄，搅令

相得，再冲童便，顿服之。

（16）热邪久羁，吸烁真阴，或因误表，或因妄攻，神倦瘛疭，脉气虚弱，舌绛苔少，时时欲脱者，大定风珠主之。

大定风珠方酸甘咸法

生白芍六钱　　阿胶三钱　　生龟板四钱　干地黄六钱　麻仁二钱　五味子二钱　生牡蛎四钱　麦冬六钱，连心　炙甘草四钱　鸡子黄二枚，生　鳖甲四钱，生

水八杯，煮取三杯，去滓，再入鸡子黄，搅令相得，分三次服。喘，加人参；自汗者，加龙骨、人参、小麦；悸者，加茯神、人参、小麦。

（17）壮火尚盛者，不得用定风珠、复脉。邪少虚多者，不得用黄连阿胶汤。阴虚欲痉者，不得用青蒿鳖甲汤。

（18）痉厥神昏，舌短、烦躁，手少阴证未罢者，先与牛黄、紫雪辈开窍搜邪，再与复脉汤存阴，三甲潜阳，临证细参，勿致倒乱。

（19）邪气久羁，肌肤甲错，或因下后邪欲溃，或因存阴得液蒸汗，正气已虚，不能即出，阴阳互争而战者，欲作战汗也，复脉汤热饮之。虚盛者，加人参；肌肉尚盛者，但令静，勿妄动也。

（20）时欲漱口不欲咽，大便黑而易者，有瘀血也，犀角地黄汤主之。

犀角地黄汤甘咸微苦法

干地黄一两　生白芍三钱　丹皮三钱　犀角三钱

水五杯，煮取二杯，分二次服，渣再煮一杯服。

（21）少腹坚满，小便自利，夜热昼凉，大便闭，脉沉实者，蓄血也，桃仁承气汤主之，甚则抵当汤。

桃仁承气汤方苦辛咸寒法

大黄五钱　芒硝二钱　桃仁三钱　当归三钱　芍药三钱　丹皮三钱

水八杯，煮取三杯，先服一杯，得下，止后服，不知，再服。

抵当汤方飞走攻络苦咸法

大黄五钱　虻虫二十枚，炙干为末　桃仁五钱　水蛭五分，炙干为末

水八杯，煮取三杯，先服一杯，得下，止后服，不知，再服。

（22）温病脉，法当数，今反不数而濡小者，热撤里虚也。里虚下利稀水，或便脓血者，桃花汤主之。

桃花汤方甘温兼涩法

赤石脂一两，半整用煎，半为细末调　炮姜五钱　白粳米二合

水八杯，煮取三杯，去渣，入石脂末一钱五分，分三次服。若一服愈，余勿服。虚甚者，加人参。

（23）温病七八日以后，脉虚数，舌绛苔少，下痢日数十行，完谷不化，身虽热者，桃花粥主之。

桃花粥方甘温兼涩法

人参三钱　炙甘草三钱　赤石脂六钱，细末　白粳米二合

水十杯，先煮参、草，得六杯，去渣，再入粳米煮，得三杯，内石脂末三钱，顿服之。利不止，再服第二杯，如上法，痢止，停后服。或先因过用寒凉，脉不数，身不热者，加干姜三钱。

（24）温病少阴下利，咽痛，胸满心烦者，猪肤汤主之。

猪肤汤方甘润法

猪肤一斤（用白皮从内刮去肥，令如纸薄）

上一味，以水一斗，煮取五升，去渣，加白蜜一升、白米粉五合，熬香，和令相得。

（25）温病少阴咽痛者，可与甘草汤。不差者，与桔梗汤。

甘草汤方甘缓法

甘草二两

上一味，以水三升，煮取一升半，去渣，分温再服。

桔梗汤苦辛甘升提法

甘草二两　桔梗二两

法同前。

（26）温病入少阴，呕而咽中伤，生疮，不能语，声不出者，苦酒汤主之。

苦酒汤方酸甘微辛法

半夏二钱，制　鸡子一枚，去黄，内上苦酒鸡子壳中

上二味，内半夏着苦酒中，以鸡子壳置刀环中，安火上，令三沸，去渣，少少含咽之。不差，更作三剂。

（27）妇女温病，经水适来，脉数耳聋，干呕烦渴，辛凉退热，兼清血分，甚至十数日不解，邪陷发痉者，竹叶玉女煎主之。

竹叶玉女煎方辛凉合甘寒微苦法

生石膏六钱　干地黄四钱　麦冬四钱　知母二钱　牛膝二钱　竹叶三钱

水八杯，先煮石膏、地黄得五杯，再入余四味，煮成二杯。先服一杯，候六时复之，病解，停后服，不解，再服。

（28）热入血室，医与两清气血，邪去

其半，脉数，余邪不解者，护阳和阴汤主之。

护阳和阴汤方甘凉甘温复法，偏于甘凉，即复脉汤法也

白芍五钱　炙甘草二钱　人参二钱　麦冬二钱，连心，炒　干地黄三钱，炒

水五杯，煮取二杯，分二次温服。

（29）热入血室，邪去八九，右脉虚数，暮微寒热者，加减复脉汤仍用参主之。

加减复脉汤仍用参方

即于前复脉汤内，加人参三钱。

（30）热病经水适至，十余日不解，舌萎饮冷，心烦热，神气忽清忽乱，脉右长左沉，瘀热在里也，加减桃仁承气汤主之。

加减桃仁承气汤方苦辛走络法

大黄三钱，制　桃仁三钱，炒　细生地六钱　丹皮四钱　泽兰二钱　人中白二钱

水八杯，煮取三杯，先服一杯，候六时，得下黑血，下后神清渴减，止后服，不知，渐进。

（31）温病愈后，嗽稀痰而不咳，彻夜不寐者，半夏汤主之。

半夏汤方辛甘淡法

半夏八钱，制　秫米二两

水八杯，煮取三杯，分三次温服。

（32）饮退得寐，舌滑，食不进者，半夏桂枝汤主之。

半夏桂枝汤方辛温甘淡法

半夏六钱　秫米一两　白芍六钱　桂枝四钱　炙甘草一钱　生姜三钱　大枣二枚，去核

水八杯，煮取三杯，分温三服。

（33）温病解后，脉迟，身凉如水，冷汗自出者，桂枝汤主之。

（34）温病愈后，面色萎黄，舌淡，不欲饮水，脉迟而弦，不食者，小建中汤主之。

小建中汤方甘温法

白芍六钱，酒炒　桂枝四钱　甘草三钱，炙　生姜三钱　大枣二枚，去核　胶饴五钱

水八杯，煮取三杯，去渣，入胶饴，

上火炀化，分温三服。

（35）温病愈后，或一月，至一年，面微赤，脉数，暮热，常思饮不欲食者，五汁饮主之，牛乳饮亦主之。病后肌肤枯燥，小便溺管痛，或微燥咳，或不思食，皆胃阴虚也，与益胃、五汁辈。

暑温　伏暑

（36）暑邪深入少阴消渴者，连梅汤主之；入厥阴麻痹者，连梅汤主之；心热烦躁神迷甚者，先与紫雪丹，再与连梅汤。

连梅汤方酸甘化阴，酸苦泄热法

云连二钱　乌梅三钱，去核　麦冬三钱，连心　生地三钱　阿胶二钱

水五杯，煮去二杯，分二次服。脉虚大而芤者，加人参。

（37）暑邪深入厥阴，舌灰，消渴，心下板实，呕恶吐蛔，寒热，下利血水，甚至声音不出，上下格拒者，椒梅汤主之。

椒梅汤方

黄连二钱 黄芩二钱 干姜二钱 白芍三钱，生 川椒三钱，炒黑 乌梅三钱，去核 人参二钱 枳实一钱五分 半夏二钱

水八杯，煮取三杯，分三次服。

（38）暑邪误治，胃口伤残，延及中下，气塞填胸，燥乱口渴，邪结内踞，清浊交混者，来复丹主之。

来复丹方酸温法

太阴元精石一两 舶上硫黄一两 硝石一两，同硫黄为末，微火炒结砂子大 橘红二钱 青皮二钱，去白 五灵脂二钱，澄去砂，炒令烟尽。

（39）暑邪久热，寝不安，食不甘，神识不清，阴液元气两伤者，三才汤主之。

三才汤方甘凉法

人参三钱 天冬二钱 干地黄五钱

水五杯，浓煎两杯，分二次温服。欲复阴者，加麦冬、五味子；欲复阳者，加茯苓、炙甘草。

（40）蓄血，热入血室，与温热同法。

（41）伏暑、湿温胁痛，或咳，或不咳，无寒，但潮热，或竟寒热如疟状，不可误认柴胡证，香附旋覆花汤主之。久不解者，间用控涎丹。

香附旋覆花汤方 苦辛淡合芳香开络法

生香附三钱　旋覆花三钱，绢包　苏子霜三钱　广皮二钱　半夏五钱　茯苓块三钱　薏仁五钱

水八杯，煮取三杯，分三次温服。腹满者，加厚朴；痛甚者，加降香末。

控涎丹方 苦寒从治法

甘遂去心制　大戟去皮制　白芥子

上等分为细末，神曲糊为丸，梧子大，每服九丸，姜汤下。壮者加之，羸者减之，以知为度。

寒　湿

（42）湿之为物也，在天之阳时为雨

露，阴时为霜雪，在山为泉，在川为水，包含于土中者为湿。其在人身也，上焦与肺合，中焦与脾合，其流于下焦也，与少阴癸水合。

（43）湿久不治，伏足少阴，舌白身痛，足跗浮肿，鹿附汤主之。

鹿附汤方苦辛咸法

鹿茸五钱　附子三钱　草果一钱　菟丝子三钱　茯苓五钱

水五杯，煮取二杯，日再服，渣再煮一杯服。

（44）湿久，脾阳消乏，肾阳亦惫者，安肾汤主之。

安肾汤方辛甘温法

鹿茸三钱　胡芦巴三钱　补骨脂三钱　韭子一钱　大茴香二钱　附子二钱　茅术二钱　茯苓三钱　菟丝子三钱

水八杯，煮取三杯，分三次服。大便溏者，加赤石脂；久病恶汤者，可用二十分作丸。

（45）湿久伤阳，痿弱不振，肢体麻痹，痔疮下血，术附姜苓汤主之。

术附姜苓汤方辛温苦淡法

生白术五钱　附子三钱　干姜三钱　茯苓五钱

水五杯，煮取二杯，日再服。

（46）先便后血，小肠寒湿，黄土汤主之。

黄土汤方甘苦合用，刚柔互济法

甘草三两　干地黄三两　白术三两　附子三两，炮　阿胶三两　黄芩三两　灶中黄土半斤

水八升，煮取二升，分温二服。

（47）秋湿内伏，冬寒外加，脉紧无汗，恶寒身痛，喘咳稀痰，胸满，舌白滑，恶水不欲饮，甚则倚息不得卧，腹中微胀，小青龙汤主之；脉数有汗，小青龙去麻辛主之；大汗出者，倍桂枝，减干姜，加麻黄根。

小青龙汤方辛甘复酸法

麻黄三钱，去节　甘草三钱，炙　桂枝五钱，去皮　芍药三钱　五味二钱　干姜三钱　半夏五钱　细辛二钱

水八碗，先煮麻黄减一碗许，去上沫，内诸药，煮取三碗，去滓，温服一碗。得效，缓后服，不知，再服。

（48）喘咳息促，吐稀涎，脉洪数，右大于左，喉哑，是为热饮，麻杏石甘汤主之。

麻杏石甘汤方辛凉甘淡法

麻黄三钱，去节　杏仁三钱，去皮尖碾细　石膏三钱，碾　甘草二钱，炙

水八杯，先煮麻黄，减二杯，去沫，内诸药，煮取三杯，先服一杯，以喉亮为度。

（49）支饮不得息，葶苈大枣泻肺汤主之。

葶苈大枣泻肺汤苦辛甘法

苦葶苈三钱，炒香碾细　大枣五枚，去核

水五杯，煮成二杯，分二次服。得效，减其制；不效，再作服，衰其大半而止。

（50）饮家反渴，必重用辛，上焦加干姜、桂枝，中焦加枳实、橘皮，下焦加附子、生姜。

（51）饮家阴吹，脉弦而迟，不得固执《金匮》法，当反用之，橘半桂苓枳姜汤主之。

橘半桂苓枳姜汤苦辛淡法

半夏二两　小枳实一两　橘皮六钱　桂枝一两　茯苓块六钱　生姜六钱

甘澜水十碗，煮成四碗，分四次，日三夜一服，以愈为度。愈后以温中补脾，使饮不聚为要。其下焦虚寒者，温下焦。肥人用温燥法，瘦人用温平法。

（52）暴感寒湿成疝，寒热往来，脉弦反数，舌白滑，或无苔不渴，当脐痛，或胁下痛，椒桂汤主之。

椒桂汤方苦辛通法

川椒六钱，炒黑　桂枝六钱　良姜三钱

柴胡六钱　小茴香四钱　广皮三钱　吴茱萸四钱，泡淡　青皮三钱

急流水八碗，煮成三碗，温服一碗，覆被令微汗佳；不汗，服第二碗，接饮生姜汤促之；得汗，次早服第三碗，不必覆被再令汗。

（53）寒疝，脉弦紧，胁下偏痛，发热，大黄附子汤主之。

大黄附子汤方苦辛温下法

大黄五钱　熟附子五钱　细辛三钱

水五杯，煮取两杯，分温二服。

（54）寒疝，少腹或脐旁，下引睾丸，或掣胁下，掣腰，痛不可忍者，天台乌药散主之。

天台乌药散方苦辛热急通法

乌药五钱　木香五钱　小茴香五钱，炒黑　良姜五钱，炒　青皮五钱　川楝子十枚　巴豆七十二粒　槟榔五钱

先以巴豆微打破，加麸数合，炒川楝子，以巴豆黑透为度，去巴豆、麸子不用，

但以川楝同前药为极细末，黄酒和服一钱。不能饮者，姜汤代之。重者日再服，痛不可忍者，日三服。

湿　温

（55）湿温久羁，三焦弥漫，神昏窍阻，少腹硬满，大便不下，宣清导浊汤主之。

宣清导浊汤苦辛淡法

猪苓五钱　茯苓五钱　寒水石六钱　晚蚕砂四钱　皂荚子三钱，去皮

水五杯，煮成两杯，分二次服，以大便通快为度。

（56）湿凝气阻，三焦俱闭，二便不通，半硫丸主之。

半硫丸酸辛温法

石硫黄　半夏制

上二味，各等分为细末，蒸饼为丸，梧子大，每服一二钱，白开水送下。

（57）浊湿久留，下注于肛，气闭，肛门坠痛，胃不喜食，舌苔腐白，术附汤主之。

术附汤方苦辛温法

生茅术五钱　人参二钱　厚朴三钱　生附子三钱　炮姜三钱　广皮三钱

水五杯，煮成两杯，先服一杯，约三时，再服一杯，以肛痛愈为度。

（58）疟邪久羁，因疟成劳，谓之劳疟。络虚而痛，阳虚而胀，胁有疟母，邪留正伤，加味异功汤主之。

加味异功汤方辛甘温阳法

人参三钱　当归一钱五分　肉桂一钱五分　炙甘草二钱　茯苓三钱　於术三钱，炒焦　生姜三钱　大枣二枚，去核　广皮二钱

水五杯，煮成两杯，渣再煮一杯，分三次服。

（59）疟久不解，胁下成块，谓之疟母，鳖甲煎丸主之。

鳖甲煎丸方

鳖甲十二分，炙　乌扇三分，烧　黄芩三分　柴胡六分　鼠妇三分，熬　干姜三分　大黄三分　芍药五分　桂枝三分　葶苈一分，熬　石韦三分，去毛　厚朴三分　牡丹皮五分　瞿麦二分　紫葳三分　半夏一分　人参一分　䗪虫五分，熬　阿胶三分，炒　蜂窝四分，炙　赤硝十二分　蜣螂六分，熬　桃仁二分

上二十三味，为细末。取煅灶下灰一斗，清酒一斤五斗，浸灰，俟酒尽一半，煮鳖甲于中，煮令泛烂如胶漆，绞取汁，内诸药，煎为丸，如梧子大。空心服七丸，日三服。

（60）太阴三疟，腹胀不渴，呕水，温脾汤主之。

温脾汤方　苦辛温里法

草果二钱　桂枝三钱　生姜五钱　茯苓五钱　蜀漆三钱，炒　厚朴三钱

水五杯，煮取两杯，分二次温服。

（61）少阴三疟，久而不愈，形寒，嗜

卧，舌淡，脉微，发时不渴，气血两虚，扶阳汤主之。

扶阳汤辛甘温阳法

鹿茸五钱，生锉末，先用黄酒煎得 熟附子三钱 人参二钱 粗桂枝三钱 当归二钱 蜀漆三钱，炒黑

水八杯，加入鹿茸酒，煎成三小杯，日三服。

（62）厥阴三疟，日久不已，劳则发热，或有痞结，气逆欲呕，减味乌梅圆法主之。

减味乌梅圆法酸苦为阴，辛甘为阳复法

半夏 黄连 干姜 吴萸 茯苓 桂枝 白芍 川椒炒黑 乌梅

（63）酒客久痢，饮食不减，茵陈白芷汤主之。

茵陈白芷汤方苦辛淡法

绵茵陈 白芷 北秦皮 茯苓皮 黄柏 藿香

（64）老年久痢，脾阳受伤，食滑便

溏，肾阳亦衰，双补汤主之。

双补汤方复方也

人参　山药　茯苓　莲子　芡实　补骨脂　苁蓉　萸肉　五味子　巴戟天　菟丝子　覆盆子

（65）久痢，小便不通，厌食欲呕，加减理阴煎主之。

加减理阴煎方辛淡为阳，酸甘化阴复法。凡复法，皆久病未可以一法了事者

熟地　白芍　附子　五味　炮姜　茯苓

（66）久痢带瘀血，肛中气坠，腹中不痛，断下渗湿汤主之。

断下渗湿汤方苦辛淡法

樗皮根一两，炒黑　生茅术一钱　黄柏一钱　地榆一钱五分，炒黑　楂肉三钱，炒黑　银花一钱五分，炒黑　赤苓三钱　猪苓一钱五分

水八杯，煮成三杯，分三次服。

（67）下痢无度，脉微细，肢厥，不进食，桃花汤主之。

（68）久痢，阴伤气陷，肛坠尻酸，地黄余粮汤主之。

地黄余粮汤方酸甘兼涩法

熟地黄　禹余粮　五味子

（69）久痢伤肾，下焦不固，肠腻滑下，纳谷运迟，三神丸主之。

三神丸方酸甘辛温兼涩法，亦复方也

五味子　补骨脂　肉果去净油

（70）久痢伤阴，口渴舌干，微热微咳，人参乌梅汤主之。

人参乌梅汤酸甘化阴法

人参　莲子炒　炙甘草　乌梅　木瓜　山药

（71）痢久阴阳两伤，少腹肛坠，腰胯脊髀酸痛，由脏腑伤及奇经，参茸汤主之。

参茸汤辛甘温法

人参　鹿茸　附子　当归炒　茴香炒　菟丝子　杜仲

（72）久痢伤及厥阴，上犯阳明，气上撞心，饥不欲食，干呕，腹痛，乌梅圆

主之。

乌梅圆方酸甘辛苦复法，酸甘化阴，辛苦通
降，又辛甘为阳，酸苦为阴

乌梅　细辛　干姜　黄连　当归　附
子　蜀椒炒焦，去汗　桂枝　人参　黄柏

（73）休息痢经年不愈，下焦阴阳皆
虚，不能收摄，少腹气结，有似癥瘕，参
芍汤主之。

参芍汤方辛甘为阳，酸甘化阴复法

人参　白芍　附子　茯苓　炙甘草
五味子

（74）噤口痢，热气上冲，肠中逆阻似
闭，腹痛在下尤甚者，白头翁汤主之。

（75）噤口痢，左脉细数，右手脉弦，
干呕腹痛，里急后重，积下不爽，加减泻
心汤主之。

加减泻心汤方苦辛寒法

川连　黄芩　干姜　银花　楂炭　白
芍　木香汁

（76）噤口痢，呕恶不饥，积少痛缓，

形衰脉弦，舌白不渴，加味参苓白术散主之。

加味参苓白术散方本方甘淡微苦法，加则辛甘化阳，芳香悦脾，微辛以通，微苦以降也

人参二钱　白术一钱五分，炒黑　茯苓一钱五分　扁豆二钱，炒　薏仁一钱五分　桔梗一钱　砂仁七分，炒　炮姜一钱　肉豆蔻一钱　炙甘草五分

共为极细末，每服一钱五分，香粳米汤调服，日二次。

（77）噤口痢，胃关不开，由于肾关不开者，肉苁蓉汤主之。

肉苁蓉汤辛甘法

肉苁蓉一两，泡淡　附子二钱　人参二钱　干姜炭二钱　当归二钱　白芍三钱，肉桂汤浸炒

水八杯，煮取三杯，分三次缓缓服，胃稍开，再作服。

秋　燥

（78）燥久伤及肝肾之阴，上盛下虚，昼凉夜热，或干咳，或不咳，甚则痉厥者，三甲复脉汤主之，定风珠亦主之，专翁大生膏亦主之。

专翁大生膏酸甘咸法

人参二斤，无力者以制洋参代之　茯苓二斤　龟板一斤，另熬胶　乌骨鸡一对　鳖甲一斤，另熬胶　牡蛎一斤　鲍鱼二斤　海参二斤　白芍二斤　五味子半斤　麦冬二斤，不去心　羊腰子八对　猪脊髓一斤　鸡子黄二十圆　阿胶二斤　莲子二斤　芡实三斤　熟地黄三斤　沙苑蒺藜一斤　白蜜一斤　枸杞子一斤，炒黑

上药分四铜锅，以有情归有情者二，无情归无情者二，文火细炼三昼夜，去渣，再熬六昼夜，陆续合为一锅，煎炼成膏，末下三胶，合蜜和匀，以方中有粉无汁之茯苓、白芍、莲子、芡实为细末，合膏为

丸。每服二钱，渐加至三钱，日三服，约
一日一两，期年为度。每殒胎必三月，肝
虚而热者加天冬一斤，桑寄生一斤，同熬
膏，再加鹿茸二十四两为末。

附 方剂索引

四画

五画

六画

七画

十画

十三画及十三画以上